拍打强身术

曾培杰 ◎ 著

朗照清度　汤　前　李洪江 ◎ 整理

辽宁科学技术出版社
LIAONING SCIENCE AND TECHNOLOGY PUBLISHING HOUSE

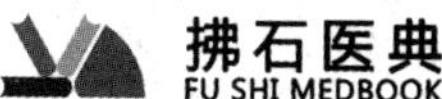
拂石医典
FU SHI MEDBOOK

图书在版编目（CIP）数据

拍打强身术 / 曾培杰著. -- 沈阳 : 辽宁科学技术出版社, 2020.7
ISBN 978-7-5591-1600-0

Ⅰ. ①拍… Ⅱ. ①曾… Ⅲ. ①按摩疗法(中医) Ⅳ. ①R244.1

中国版本图书馆CIP数据核字(2020)第087705号

出版发行：辽宁科学技术出版社
北京拂石医典图书有限公司
地　　址：北京海淀区车公庄西路华通大厦 B 座 15 层
联系电话：010-57262361/024-23284376
E-mail：fushimedbook@163.com
印 刷 者：河北环京美印刷有限公司
经 销 者：各地新华书店

幅面尺寸：145mm×210mm
字　　数：196 千字　　印　　张：7.625
出版时间：2020 年 7 月第 1 版　　印刷时间：2020 年 7 月第 1 次印刷

责任编辑：李俊卿　　责任校对：梁晓洁
封面设计：潇　潇　　封面制作：潇　潇
版式设计：天地鹏博　　责任印制：丁　艾

如有质量问题，请速与印务部联系　联系电话：010-57262361

定　　价：40.00 元

前言

拍打之术，古已有之。拍打之法，五花八门。其术简，其法验，其效显，其价廉，其场地无限。操作方便，自利利他，是少有的安全有效、无毒副作用的养生寿世之道。

无论现在的全息反射理论，还是古代的经络穴位学说，都证明了拍手刺激脏腑之功，能匀气血，调阴阳，平寒热。所谓经络不通，不做医工，点点按按，病去一半。对于当今时代，饱受亚健康，以及疑难病折磨的痛苦苍生，拍打法无疑就是久旱甘露，暗夜明灯，苦海宝筏，寒冬火炉。

然，得其形式者多，得其要领者少，使得这种简验便廉又不花钱的方法，被俗人所轻贱，如珠玉沉沙，璞石未雕，实为可惜遗憾。

因有傲慢，听闻不信。

因有平俗，久炼有功。

因有谦虚，即知即行。

今特将拍打至高机理道破透脱，以慧助有缘人：

第一，拍打有明显震荡作用。

十指连心，也连五脏。一经拍打震荡，淤滞之气，随即分解，脱落消融。没经医生望闻问切，却已消疾苦于未萌。

第二，拍打能让人深呼吸。

气气归脐，寿与天齐。气血足，百病除。拍打明显让肺活量变大，壮人之魄，不问得何病，只要气长寿长，气短人短，气尽人亡。经拍打实操，而得吸气绵长，精神饱满者，俯拾皆是。

第三，拍打有声音，世人切莫忽视声响，原始部落人群，为驱逐恐怖野兽，集体拍出声响，能助勇敢。

春节时放鞭炮弄出响声，能扬正气，谓之除夕，就是除掉日暮西沉之死气，以唤醒朝气蓬勃之新生。故拍打也有响声助勇之效，如此，病疾在身，如野兽遇枪响，纷纷撒腿逃亡。《内经》云：勇者气行病愈。拍出响声干脆穿透，意志力自强，心中喜悦感涌出。大病变小，小病化了，故不可小瞧简单之拍打术，借此术可以入道。

有人拍打后，学习更专注；

有人拍打后，工作更顽强；

有人拍打后，胃口更大；

有人拍打后，睡眠更沉；

有人拍打后，胸闷哮喘不用药物维持，血糖血压保持平稳。

……

……

这都不是凭空杜撰出来的文字，而是实打实，一锤一棒经无数次打熬硬功夫练出的心得。

触目不见道，运足焉知路。如果睁开眼睛看不到这里面的深切好处，具体操作怎能得到大利益？

愿此书出世，能总结拍打得失，扬中医徒手疗法之正气，使暗路人得见希望，愁苦人获取方便，迷茫人见到曙光，绝望者邂逅希望，那么我这拍打强壮术，就没有白写。

著书岂为取稿费，

惟愿善法利有缘。

另附拍打修炼心法：

拍打之技天天炼，

春夏秋冬不偷闲。

一日拍他数百遍，

既得健壮又志坚。

曾培杰

2020年5月

本书编写说明

为增强大众对拍打强身健体这一理念的认识，令大病减轻、小病搞定，这里搜罗天下拍打妙招，一方面证明大道至简，另一方面令大众信心不减，坚持到底，必有奇迹。

观察当今五劳七伤、六淫邪气的患者日益增多，医院如闹市，常常欲索一专家号不可得。

世人不知道求医重要，求法更重要。医生给你一条鱼，只能让你暂解燃眉之急；养生家教你拍打术之神奇，却能将身上大部分疾苦暗中消弭。

已生病令减轻，未生病令不生。

众所周知，双手有奇穴无数，现代医学更研究出全息对应图，也即是说，两只手具备脏腑功能调理的按钮开关作用，再配上经络穴位常识，拍打的功效必将不可想象。

于是有必要集结拍打案例，破除大众疾病恐怖，获得正能量方法，驱逐恶邪气病痛。

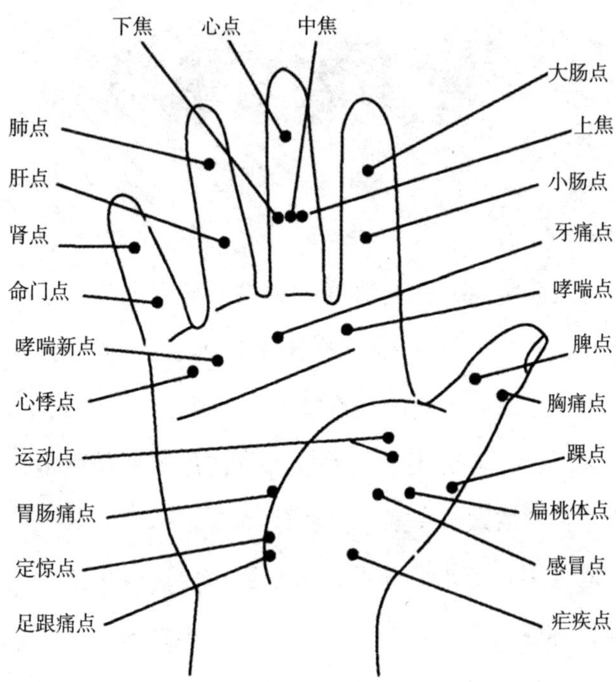

本书所分享的内容来自拍打奇人侯秋东师长《拍手健身治百病》的医书中30个精彩案例总结，以及70个白龙古寺特训案例，各地患者练习拍打后的精彩反馈。愿广大读者能通过阅读本书悟出拍打强身术的道理，勤学苦练，既得健壮，又得志坚。

目 录

第一篇

拍打百案

1 头痒

一学者爱好练气功，年过半百常觉有气往头顶冲，头皮发痒流水被抓破，恨不得将头发全剃光。

自从每天练习拍掌三千，边拍边原地踏步，拍手升清阳，踏步降浊阴。

一个月病已去大半，可见奇难怪症可拍打。

2 乳房肿痛

一妇女急躁易怒，乳房常肿痛，动过一次手术，肿痛复发。

自从练习拍手疗法，一周痛轻一半，两周肿痛消除。

可见术后有淤血，拍打痛能灭。

3 眩晕

一妇女头晕如天旋地转，不能上街买菜，连求医都不敢坐车，不得已在家拍起手来。

越拍越起劲，越流汗越轻松，天旋地转感就消失了。

可见拍手就像天麻定风草一样，越笃定地拍，效果出来得越快。

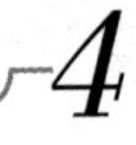

坐骨神经痛

一妇女坐骨神经痛，行步难移。

她不相信拍手能治病，先坐着拍，后站着拍，再后来原地踏步拍，最后边走边拍，坐骨神经痛就好了。

连一向不服中医的先生也跟她一起来找中医调理。可见即便不够相信，拍打照样能创造奇迹；即便半信半疑，拍了也能好身体。

5 疲劳

中学老师原本讲课15分钟后就浑身没劲，声音弱小，底气严重不济。

自从她练习拍打疗法，终于出现逆转奇迹，一天拍打三千，连续上课三小时不觉疲劳，体力比原来增加十倍以上。

她感叹说，拍打之效不亚于吃参汤，可见拍打不单舒筋活络，更能补足正气。

6 风寒感冒

孔先生偶感风寒，周身酸痛，知道服发汗的感冒药，能一汗解表，身体好转。

便想拍手拍出汗是否有同样功效，便连续拍20分钟，鼻窍通，酸痛减。再拍10分钟，感冒症状居然全消除。

可见拍手直接刺激皮肤，肺主皮毛，能发汗解表。

7 肝癌

陈先生体检，甲胎蛋白异常，确诊肝癌，不得已辞工治病。听从中医师建议，一服用草药，二少荤多素，三每天练习拍打三次，一次半小时。

结果晚上肝区疼痛剧烈的现象消失，夜间一两点惊醒的失眠症也没了。

大半年体力倍增，比健康时还有精力，一检查，肿瘤指标恢复正常，又开心地回公司上班，足见抗癌路上，拍打可助一臂之力。

8 面黄

一肝炎患者面色黄浊，自从练习拍掌功后，手都拍裂流出黄水，此乃脏毒还腑，阴病出阳，只要拍打得精神焕发，就是排病好现象。

一个月后，通身黄浊退掉，肝炎指标下降。可见拍打有助于排毒，拍到手痛手裂都不要怕。

9 头痛

一位阿姨多年头痛，紧张痛，疲劳也痛，激动痛，较劲也痛，换医生就像下馆子换大排档一样，换来换去就是换不到对胃口的。

后来看到公园有人拍打，自己也拍起来，努力地拍，每天拍半小时，头痛豁然消失。

她高兴得眉飞色舞，一改往日愁云惨淡！从此一听人有头痛，就劝人拍手，好转根治的十有七八。

原来手三阳经都上头的，不单要拍手的内面，还要拍手的背面。

10 关节痛

九十岁的老公公，天气一变化，不是感冒就是关节痛，比天气预报还灵。

自从习得拍掌术后，天气多次转凉，连风带雨，既没感冒咳嗽，也没关节酸痛，大异往常，容光焕发。

自此坚持不懈拍掌，助肺魄之功也，肺主治节又主表。

拍打壮肺，则关节痛少，感冒好了。

11 难眠

一尼师精进诵经，常夜间兴奋，睡眠质量不行。

若白天想精神就要拍掌，晚上想安睡，要配合原地踏步和跺脚。

因为光拍掌而脚不动，气血上升较多就会兴奋难安静。

拍掌配合跺脚，引气血下调，舒服睡觉。

12 肾萎缩

龙叔肾萎缩，排尿障碍。

自从练习拍掌后半个月，屙尿顺畅，萎缩减轻，拍掌就像打棉，旧棉、老棉会萎缩，通过重打就蓬松、宽大啦。

所以拍打能打气，鼓荡萎缩，疗愈病弱！

13 口臭

老刘出入必小车，升降坐电梯，好逸恶劳多年，口臭。

听说拍打能排浊，一天就拍三小时以上，连拍数日，流出的汗水，如臭水沟淤泥味，非常难闻。

老刘才说，多年服西药，又不爱运动发汗，药毒堆积有三尺高，若不借助拍打手法，毒素囤积难以排出。

可见口臭、身浊皆可拍打治。

14 胸闷

一妇女心动过速，胸口常闷憋。此乃压力不能从心胸释放，掌中正有心经、心包经，拍打可释放心脏压力。

自从练习以后，精力充沛，心慌心悸消失，闷憋感不见了。

15 消瘦

一妇女因忧郁症掉了十多公斤肉，常晚上一两点醒来，此为肝胆经不通。经络不通，拍打有功；忧郁之疾，拍打最奇。

自从练习一面拍打一面踏步后，居然一觉到天亮，一个月又重回好几斤。

16 失眠

一佛门居士，因失眠而服食20年安眠药。

自从见了《拍手治百病》一书后，努力拍打，日行一万，居然摆脱安眠药，失眠消失。

若世间皆懂拍手疗法，那大量因失眠而家庭破裂、自杀身亡的患者就多了一条生机啊！

17 四肢酸痛

一老兵曾在修屋顶时摔下，留下手脚酸痛后遗症，多年未愈。

自从练习拍掌后，四肢酸麻胀痛感大为减轻，足见拍打冲击瘀血，缓解酸痛。

18 腕关节痛

一公务员手腕关节痛，风湿药酒擦完一瓶又一瓶，皆未痊愈，后来有幸邂逅拍打疗法，每天努力拍手一小时，酸麻胀痛，居然好了。

19 手麻

一患者莫名其妙双手麻到胸口，检查不出毛病，练拍打功居然好转过来，可见拍打疗法有病治病，没病强身。

知道病名它能治，不知道病名也能治。强壮我军身子，不怕你敌人再凶再恶，叫什么名字。

20 膝痛

一老者膝盖酸痛，拄着拐杖，愁眉苦脸。

见公园有人拍打，心血来潮跟着练，练着练着，膝盖酸痛好，拐杖也扔掉了，拍掌原来可以弃杖。

21 肩周炎

天寒地冻，王先生的肩膀就会痛，严重时毛巾都挂不上竹竿，这叫肩周炎、冰冻肩。

家里买了数十种膏药，皆是短期小有疗效，后来又不管用，直到练习拍掌疗法，拍到双肩发热，疼痛就消失。

病痛会可怕，只因你没学到拍打，若能用心去拍打，疗效必定顶呱呱。

22 皮肤瘙痒

一单位负责人，皮肤瘙痒有暗斑，此必然肠胃排泄不畅。

她说，就是苦于上厕所时间长，排便很困难。

自从练习拍打疗法，滑溜顺畅，皮肤再不瘙痒。可见肠胃排毒顺畅，便能减轻皮肤瘙痒。

23 肝硬化腹水

一肝硬化腹水患者，脚肿走路沉重，“酒伐肝，色刮骨，财迷心，气索命”，这四样戒掉，病痛就会得消转好，结果拍打后果然肿消退。

24 高血糖

有一患者检查空腹血糖超过10mmol/L，害怕终生服药，将辛辛苦苦赚的血汗钱往医院、药店烧，便发狠心，少荤多素，坚持拍打，居然未通过药物就把血糖降下来。

此例虽然是个案，但却很有推广意义。虽然说拍打不能全治，但它一定能让病痛减轻。

有无效果，看你拍打方法技巧，效果大小，凭你拍打意志心态。

25 胃下垂

一出家师傅，常年住茅棚修行，有次辟谷后恢复饮食，没掌握循序渐进之理，一口气吃了一个粽子，从此胃痛十天，饥饿感消失。

自从练习拍掌功后，食欲恢复，饥饿感复生，精神体力上达，胃下垂萎缩好转。

可见，大饥大饿，应该喝白米稀饭，半饱即可，切不可吃撑吃腻，否则一撑病十年。

26 无汗

庙宇一修行人，常年身体不流汗，不论坐卧，皆感到皮肉像有铁钉钉在那，极其不舒服。

芒刺在肉，尚要迅速拔出，何况多年汗酸不除，身体如何舒服。

他还以为业障重，可一旦练习拍掌功，拍得双手乌青，刺激心经。

心在液为汗，每天一小时，三天就流出汗，流出的汗湿透衣服，衣服臭得像从粪坑里捞上来一样，洗了两次，臭味都没有清除。

但从此这行者身体舒服，不汗症彻底消除。

27 咽痛

油电老板娘咽喉痛，常忙得没时间喝水、买药。

她偶尔看到《拍手治百病》一书，就在卖油之余拍打，上午咽喉痛，下午拍完就减轻，第二天全好。

可见，勤于练功，哪来病痛。若有小病小痛，必是疏于练功。

28 消瘦

一个读书人吃肉也不长肉，瘦得像竹竿。

练习拍掌功后，拍到心不能思，脑不能想，呼呼大睡，一个月后增重五斤，原来手连心经，拍打后会心宽，心宽则体胖。

29 肥胖

一胖哥走路气喘吁吁，即便平地也非常辛苦，多次服用减肥泻药，仍无理想疗效。

想起拍打便练习三周，每日半小时而已，自动减肥三公斤，可见超重之人每天连续拍一或半小时，便可燃脂减肉，强壮身子。

30 虚胖

黄姐喝水都容易胖，因此特节制，连水果也不敢轻吃。

自从练习拍掌功，胃口增，多吃非但不胖，反倒精干，可见拍打可增正气灭邪气。

31 胃溃疡

升哥一副苦瓜脸，常年胃拘挛痛，瘦骨嶙峋，自从练习拍掌功，每三天两头就会有胃溃疡疼痛发作的现象居然没了。

升哥以后见人胃痛就推广拍手，说拍掌能代药，原来掌中有劳宫，掌背有合谷，拍打劳宫、合谷乃对治心胃痛奇术。

32 肝囊肿

郑叔有肝囊肿准备做手术，说囊肿像鸡蛋大很危险，自从他练拍手功后，囊肿晚上不痛了。

他将手术推后一个月，带劲地拍打整整一个月，富贵包与将军肚都消掉了，囊肿居然不翼而飞。他高兴地说："神奇的拍掌功让我看到了生命的奇迹。"

33 大小眼

苦力强大小眼，原来一边眼睛砍树时被树打到，受伤后一直瞪不大。

练习拍掌一个月，每天三小时，两边眼睛恢复等大，眼皮也能向上撑了。

亲人都问大强，你在哪儿动的手术？大强回答：在家拍打。原来手阳明经跟手少阳经，它是联合管五官的。

34 耳聋

放羊哥从斜坡摔下伤了耳膜，一边耳朵听不到，以为终身带残，因此灰心丧气。身残不可怕，意瘫就麻烦。

达摩西来无一字，全凭心意下功夫。

自从他学了拍掌后，常边放羊边拍，闭塞的耳窍居然神不知鬼不觉通开，这期间用了三个月。可见真有些伤残疑难，要有信心去拍，就有康复的希望。

35 打呼噜

小胖十多岁就打呼噜，而且吵得邻居都来投诉。

他跟着爷爷在公园拍打，发现只要当天出去拍打，回来就不打呼噜。

小胖一鼓作气跟爷爷练习三个月，从此告别呼噜，邻居不再投诉。

原来拍打后激活手太阴肺经的能量，进而增加肺活量，让气管通畅饱满，呼声自消。

36 感冒

陈哥他梦到掉水里，这预示着他就要感冒，果然第三天就感冒，他正准备拿药来吃，解决鼻塞问题，巧遇拍掌功，就在阳台上边拍边跺脚，鼻塞好了，咽喉也不痛了。

谁说拍打是慢郎中呢，你去药房买个药的时间，专心拍打，感冒就好了。

37 胃下垂

土豆老梦掉到洞里，这预示着他有胃下垂，他不相信，去检查，结果就是胃下垂。

于是对拍手王的建议是言听计从，拍手王教他拍百会提气，一个月后再检查，胃下垂归位，不药而愈真乃上医。

如果说世间真有上医，那拍手王就是上医；如果天地真有良药，那坚持拍手就是良药。

38 胃反酸

反哥乃西医也，自己得了胃反酸治不好，他听说拍手脚便能将胃治好，不相信。

拍手王说，你是自己的斧头削不了自己的柄，为什么不让他人试一试？是骡子是马拉出来遛遛就知。

拍手王教他用劳宫拍太溪，心肾相交，纳气归根。

才半个月，胃的反酸全好了，没有再吃任何中和胃酸的药。

从此，反哥碰到拍手王就甘拜下风，无话可说。

39 宫颈糜烂

艳姐宫颈糜烂，拍手王教她拍太冲、厉兑这脚趾缝的穴，理由是脚趾缝对阴沟缝。

才拍半个月，宫颈糜烂全部好，流的白浊也干净了。

拍手王说，清理了沟渠，臭味就会减轻，人体排臭的沟渠穴就在腋下、腹股沟、肘窝、膝窝，以及两个指头间的缝隙。

中医穴道文明称此缝隙为八邪，就是藏污纳垢，纵容邪气之所。

40 头痛如裂

完叔头痛得像要爆炸一样，拍手王教他十个指头练钢琴一样，在桌上跳舞，每天练15分钟，如同拔刺雪污，治头痛就像沉冤得雪一样好了。

完叔疑惑问为何，拍手王说，此乃全息疗法。掌中有乾坤，手指藏天地。

手的上端指尖对应天，对应头首。

指尖灵活的，脑瓜也笨不到哪去，精明的人一般心灵手巧。

41 牙痛

康哥牙齿痛得彻夜难睡，拍手王教他拼命拍打合谷，拍到起水疱，水疱挑掉，牙痛就好。

原来合谷又叫虎口，虎口对治口腔疾病，以头对头，以口对口，所以，指头治头脑，虎口治口角。

42 疤痕

念弟车祸后动了手术，手上伤口留下长长的疤痕，半年没好，非常难看。

拍打王叫他拍手脚，结果只用一个月，疤痕基本隐没不见了。

拍打王说，拍打能激发生长之气，使气血对冲感加强，因而肌肉更容易修复成长。

43 眼睛积水

车祸后一小女孩，一只眼睛有积水，看不见路。坚持拍打两个月，积水化掉，视力恢复。拍打王说，拍打行气活血，能加强水液代谢。对付这些手术、药物常束手无策的疾病，拍打自然疗法常像异军突起，独领风骚，给人柳暗花明之感。

44 三叉神经痛

柳细叔，人如其名，爱较劲，得三叉神经痛的病，一痛起来就像电击一样难耐，又像孙悟空干坏事，被唐僧一念紧箍咒，金刚圈缩窄，痛得恨不得用头撞墙。拍手王让他拍大椎，拍百会，拍太冲，拍个红彤彤、热扑扑。

三叉神经痛，像活火山变死火山一样，沉默不爆发了，真是找对人就一招，找不对人千招万招。

45 肛门痛

小虎动完痔疮手术后，肛门痛得不得了，止痛片吃了也不管用，他尝试拍打转移疼痛，结果一尝试就成功。

可见止痛片止不住的疼痛，拍打可能止痛，药片到不了的地方，拍打可能到得了。

46 崴脚

春游，小明扭着脚，痛得一瘸一拐，带队老师练习过拍掌功，就叫小明拍手，边拍边像铁拐李那样走，走了几百米后就正常了。

原来这叫运动拍打，借助拍的气血的力量，可以将扭曲之处正回，别扭之感疏通。

47 抽筋

唐婆晚上抽筋，半夜惊醒，床成为她担忧恐惧的地方，一抽起筋来像被鞭打。

她说，为何我这么老还要遭这罪？

自从学了苦疗苦法——拍打功后，连钙片都不管用了，靠拍打居然把抽筋治好。

原来拍打能把皮肤力打到骨头上去，就是降金生水，补肺固肾。这样骨质坚硬，何来抽筋，肾水足，肝木就不抽了。

48 膝盖痛

老七，膝盖痛，练了拍打功也没好。

拍手王说，你一定是三天打鱼两天晒网，没有锲而不舍的精神，一件小事都干不成。

一用坚持不懈拍打法，一日拍三小时，定时定量，果然膝脚酸痛就好了。

可见普通的方法就是神奇的方法，就看你有没有坚持到底。

49 老花

大亮公，九十岁了，不用戴老花眼镜。

人问他何以不会人老珠黄，眼睛不因年纪增大而迷糊？

亮公说，我每天要把脸拍热三次，一次半小时，拍完后三餐胃口好，一觉到天亮，双目明如镜，世事看分明。

50 老年斑

奇婆八十，脸上没有一块老年斑。

可奇婆却说，她七十岁满脸是斑，人咋越活越年轻呢？奇婆说，我只是五年前开始练拍打功，无论刮风下雨，家里发生什么事情，我每天都要拍打两小时，不舒服要拍，舒服时拍了更舒服，不开心拍后就开心了。

拍打王说，开心叫笑脸如花，脸就是心的一朵花，心花怒放时脸上怎么会有阴影暗斑。

51 腕肘酸痛

邮电局收银员常点击鼠标，腕肘酸痛。

她听到外面广场，有人练拍掌功就跟着练，掌酸手痛之症就拍好了。

拍打像风气一样，一旦吹过去，你跟着做都能受益。

52 心脏搭桥

能哥商场打拼多年，疲于应酬，昼夜颠倒，心脏已经搭桥了，每晚闷得慌。

自从拍打内关劳宫后，觉得心窗一下被打开，郁闷之气拍出来。

可见后遗症拍打可以斩根断尾。

53 心律不齐

丽姐莫名其妙，心脏就一阵嘣嘣跳，医院检查心房颤动，心律不齐。像铁钉松了，打紧它，桌子就不咿呀咿呀颤抖。

丽姐练习拍掌功后心颤心乱的毛病就没犯过了。

54 拉肚子

小江就喜欢吃从冰箱里拿出的东西，水都要冰冻过的，常拉肚子。

听说拍打能拍掉冰寒之气，他每天拍半小时，拉肚子居然好了。

55 皮肤干燥症

秋天，七叔得了皮肤干燥症。

每年深秋皮肤开裂，像干旱的田地，痛得他走路都战战兢兢，不敢走快。

自从夏天练习拍掌，到了冬天，皮肤都没干裂一天，只拍一小时而已，原来拍掌是对皮肤最好的支持和犒劳。

56 尿潴留

伯叔得了尿潴留，小便每次都点滴难下，像吝啬鬼、铁公鸡一毛难拔。不管膀胱是否有炎症或尿管狭窄，拍打都能拓宽管道，排泄污污。

自从练习拍打后，尿量一天比一天大。

原来手上有尿道反射区，就在掌根大陵以及掌侧太溪处，多拍掌根，可提高胱肠排泄功能。

57 下焦湿热

电信公司的阿玲，办公室一坐就一上午，有时憋着尿还在工作，久了尿道火辣辣的痛，中医叫下焦湿热。

自从练习拍掌功以后，屙尿畅顺，这个烦恼就没有了。

58 腰部僵硬

影视城有个导演，经常熬夜拍戏，腰部僵硬，要弯下去拿鞋都很困难。

自从练习拍掌功后，弯腰下蹲，轻而易举，原来手背上有腰痛穴，就在掌背，拍通掌背后，腰部就很灵活。

59 昏沉

快递公司的一个经理，不管早睡晚睡，白天都哈欠连天，坐在凳上都可以睡，叫都叫不醒，要踢他一下他才知道。一旦练习拍掌后，脑子精神，白天就少瞌睡了，就像沙丁鱼在船上，容易昏死过去，放一条鲶鱼进去，一下就精神不昏死了，拍打就是唤醒昏沉五脏六腑的那条鲶鱼。

60 眉棱骨痛

安姨月经来临前三天，都会眉棱骨痛，像闹钟那么准。

拍打脚上系鞋带那个地方叫解溪穴。一天半小时，经前眉棱骨痛、经期痛经、经后腰酸这些妇科杂症统统一扫光。

61 肘僵症

砖厂的金叔，常年搬抬重物，汗出后洗凉水，导致肘部弯不了，药酒、活络油用了不少，还掰不回来。

自从练习拍掌功，肘僵症便松软，好像面团疙瘩越拍打越柔软一样，身体的筋骨肌肉要保持柔和有生机，就需常拍打点揉。

62 皮肤红疹发痒

阿琪贪吃海鲜，皮肤红疹发痒，人以为是过敏，拍打王认为是抵抗力不行。浑身上下都拍打后更痒了，这是排病反应。

第二天红痒消失，再也不痒。可见想要治好病，就不要害怕排病反应。

63 脚碰伤

挑山工每天要挑砖头在崎岖的山路上走，他的脚跟被石头碰伤后，一直好不了。

肾如果不虚，脚跟恢复就不会那么慢了。

自从学会拍太溪、解溪、昆仑后，整个脚跟痛彻底消失不见了。

他把拍打法传授给其他的工友，发现但凡有个腰酸背痛的，拍了没有不减轻的，他尝到了甜头，干脆不去挑砖头了，在家里每天帮两三个工友拍，工资比挑砖头还高，拍手让挑山夫变成挑病大夫了。

64 岔气

小恒打完篮球后气喘吁吁，干渴得要命，500毫升水如牛饮鲸吞，咕咚咕咚灌下去，最后一口灌太快，呛得他呃逆不止，胸肺疼痛三天都没好。

第四天用手拍打前胸的中府、云门，加后背的大椎和肺俞，拍了一小时就好了，这叫“岔气伤，拍打良”。

65 扁桃体急性发炎

上火能拍打吗？

扁桃体急性发炎的唐叔想试一下，他喝完蜂蜜水加拍打，咽喉肿痛，现场就拍好了。

事实证明，蜂蜜滋阴清热效果加了拍打疗法后，作用更全面，渗透更深层，效果更快速。

66 乳房胀痛

经期乳房胀痛常见的杂症却急坏了冯姨，常痛到菜都炒不了，吃姜枣茶可缓解一时，自从练习拍打后就彻底好了。

常拍打的部位就是小腹。小腹暖洋洋，人体就轻安。

67 大红鼻子

卖车票的大山爱喝酒，有个大红鼻子，跟他讲话都可以听到鼻息声，堪称自带音响。

手太阴肺经拍完后再加膝盖的犊鼻穴，引气血下行，从此鼻息音消失，大红鼻子不见了。

68 肩周炎

老唐经常要写稿，肩周炎常年发作，手举上头顶都很辛苦，拍打王教拍肩周法，凡肩周骨缝隙处，好像门壁缝隙，风容易钻进去。

通过拍打筋骨缝隙、腋下半个月，手举过顶没问题，旋转、挥手、甩手轻而易举。

可见，凡人体骨节连接处有缝隙，容易招惹风寒湿气，此处拍打发热、发红、发汗，风寒湿气就会散发出去。

69 网球肘

炮哥爱打篮球，经常用力不到位，肘关节疼痛，屈伸不利。医生诊断，你这是网球肘。

炮哥哈哈笑，我从没打过网球，太好笑了。

医生说网球肘只是它的名字，就像你草名叫“大狗”，你并不是真的一条狗。

一般过度用肘劲的电焊工、木匠等，容易肘关节发炎疼痛。

炮哥自从接受拍打疗法后，肘膝关节齐拍，叫拍四关，双肘双膝拍通开，肘酸肘痛就没了。

原来他提菜上三楼肘都痛，现在从市场提到家里一公里的路都没问题。

70 耳朵嗡嗡响

山里的茶农每天要开车进山，九转十八弯上下坡多，耳朵常嗡嗡响，很不舒服，搞得心烦意乱。

自从学了空心掌拍耳朵法，一天来回几次进山开车，耳朵都不响了。

71 痴呆

寿叔以前是革命老兵，年纪大了，外出居然找不到回家的路。

多次都是派出所人员将他送回家来，他很是苦恼，身体还很硬朗，就是大脑退化，从此市场都不敢去。

看到有人路过家门口，边走边拍掌，寿叔也跟着节拍练起来，拍了一个月，到外面去再也没出现找不到回家路的现象。

原来掌中指头对应脑首，拍打后会充血，流量增多，从而使脑子灵活，不容易痴呆出错。

72 黑斑不愈

腾哥泡茶时，大拇指被热水烫了脱层皮，留下黑斑一直不愈。

听说拍打能活血祛斑，他便拉开掌拍起来。

《黄帝内经》说：右病治左，左病治右。

他干脆左右手都拍，半个月，黑斑自动消褪下来，原来拍打可促进新陈代谢，让病理产物像脱头皮屑一样脱掉。

73 打嗝

婚宴上，老李嘴馋吃多了，一直打嗝，一下午没好。

他试着按拍打手册上讲的“拍内关胸气畅，拍太冲人轻松”。

谁知才拍三分钟，呃逆就消无踪。

他说，假如我当时知道，就不用呃逆大半天了。

74 子宫肌瘤

林姐子宫肌瘤有三四年了，每年的检查都在增大，后来医生说要切除子宫了，她才害怕。

听闻拍打可以减轻痛苦，并找到脚后跟子宫反射区，天天认真对待，拍打一小时，半年去检查，子宫肌瘤小了一半。

有人见好就收，有人乘胜追击。

林姐把一小时延长到两小时，拍打再过半年，一查，子宫肌瘤没了。

75 腰椎间盘突出

郑太走路脚跟老抬不起来，拍打王说，有腰椎间盘突出。

老年人拖泥带水走路时，腰就不行了，自从拍打后溪、解溪、太溪、阳溪以后，走路拖泥带水没了，腰酸腰痛也好了。

76 心脏病

小贾跑几步，就爱蹲着，原来先天心脏功能不行，支撑不起身体剧烈运动。

据说拍打能提高心脏的带氧量，有助于心脏发育，小贾就跟着爷爷练习拍打，爷爷腰椎好了，小贾的心慌气喘、下蹲病也好了。

可见心脏带氧加强，浑身都有力量。

77 疙瘩硬结

项哥手掌鱼际有疙瘩硬结。

拍手王说，此处对应脾胃，一去检查是胃息肉，医生说要切掉，项哥不想动手术，选择保守疗法，练习内壮拍打功，每天拍完中脘都觉得很舒服，有一天他摸到鱼际处的条索样的结节没了，他去检查胃息肉也好了。

78 脚掌疼痛

小陈走路脚掌前半截经常疼痛，一按有条索样硬结。

拍打王说，可能对应胸腔有积聚，结果一检查，胸部有个结核阴影，多年没消掉。

从此小陈开始学拍打，还赤脚走路，不仅把脚掌的结节条索磨掉了，呼吸也顺畅了。再检查胸口的阴影消了。

79 冠心病

白哥经常开长途车，大鱼际处青筋裸露。

拍打王说，你是不是心脏常不舒服。

果然，白哥开上一百公里后就觉得心脏处堵得慌，一检查冠心病，他不再敢开长途车了，直到学了拍掌功后，把大鱼际的青筋拍得不明显，他再怎么开车，心都不闷了。

原来心主血管，血管青筋裸露，提示心脏有堵，勤拍勤打就是救心血管法。

80 大便不成形

小蒋手指甲上长了许多白点。

拍打王说，你消化不好，吸收障碍，导致钙质缺失，骨骼不固密。

小蒋说我确实大便不成形，吃青菜都不消化。

小蒋练习拍掌功后，再长出来的指甲就没有白点了，大便也成形，消化功能好转。

81 肾炎水肿

杨叔先是脚踝肿，后来肿到膝盖，一按一个坑。

医院检查是肾炎水肿。

拍打王说，不要被诊断吓坏了，恐伤肾，拍打鼓舞士气，能让肾有战斗力，这些邪气水湿就不敢向上侵犯身体。

自从练习边拍边踩的绝技后，杨叔天天一身汗水，水湿就蒸散了，脚肿也从膝盖骨退到脚踝，三个月就消掉了。

82 戒烟后遗症

阿水戒烟以后，虚胖发福，整日像病猫一样懒洋洋没劲，听说叫戒烟后遗症。

拍掌王说根本不是什么后遗症，就是发汗少了。阿水开始练习每天拍掌五千下，懒洋洋没了，虚胖也像老鼠见猫溜了。

阿水以后见到戒烟的人就劝他拍掌，因为他身体力行，以身作则，现身说法。

83 肚子胀

谭公经常肚子胀，排完便才舒服，一吃点凉果或者煮不熟的食物，肚子立马胀。

听说拍打能助消化，他每天练习拍打两千下，现在偶尔喝凉水肚子也不胀了。

他快乐地说，这拍打胜过腹可安。

84 走路软倒

西婆走路不拄拐杖就会软倒，有次她的拐杖断了，以为哪都去不了。她没事干就在凳子上拍打，人家说你没事找事，西婆就说，真是的。

她着重拍足三里、涌泉、外关，据说此三穴是人体长寿穴，拍拍打打对万病都有好处。

后来买来的新拐杖也没用上，走路不再软倒了。

可见长寿在脚，也在手，手要勤劳，脚要常拍。百病变好，无疾少灾。

85 脚抽筋

方叔常年在稻田里趟水，到晚上脚就抽筋打结，痛得咬牙切齿，怎么捶它都不能缓解。

筋会阳陵泉，在膝部阳陵泉穴，每天拍五百下，以后不管白天怎么趟水，晚上都不抽筋了。

86 便秘、脱肛

塔叔便秘多年，严重时还会脱肛。

拍打界有句话：拍打天枢便秘除。

自从学会天枢拍打后，塔叔的便秘问题迎刃而解，便秘一好，脱肛也好了。

87 前列腺肥大

阿魏每次排尿时，前列腺都会抽痛。

医生说前列腺增生肥大有压迫，拍打王却说，这是坐得太多了。

于是教他边拍边跺，像打棉花糖那样，蓬松松怎么会有压迫，拍到第十天时，尿道抽痛就好了。

88 牙痛

李治牙痛得难受，饭吃不下，喝水都不舒服。

所谓面口合谷收，他就使劲拍手背部，奇怪，三分钟拍完牙齿痛就好了。

所谓疼痛一定是局部不通，拍通了就没有痛苦。

89 肋间神经炎

丰姨胸肋痛，检查是肋间神经炎。

拍打口诀说，胸肋阳陵泉。

阳陵泉拍到火辣辣的痛，红赤赤的热，胸肋间放射性疼痛就没了。可见拍打胆经真可以治胸肋疾病。

90 盆腔炎、小腹痛

兰姐盆腔炎，常小腹痛。

妇科三阴交，百症随之消。

妇科疾患，不管你变化多端，总离不开肝脾肾三条经。

此三经交会在三阴交上，按摩此穴有提纲挈领作用，通身经络会牵通。

她才拍第二天，小肚子胀痛就好，真是“练得双手拍打术，健康人生最舒服”。

91 忧郁症

漂亮的人生都是响亮的，忧郁的人生都是消沉的。

五金店老板娘被西医诊断为抑郁症，失眠憔悴，终日忧心忡忡。

自从练习清脆响亮的拍掌功，每天只练三十分，居然忧郁一扫光，讲话字洪句响，她开心地说，拍打疗法就是我的救命恩人！

92 浊气不降

厨师小姜睡醒后，常眼屎、鼻屎很多，这是肝肺火旺，浊气不降。

自从开始做边拍掌边跺脚练习以后，居然七窍灵通，浑身放松。

即便常在旺火前炒菜，也不容易上火了。拍打能将六经之火通过手掌输送出去。

93 肝郁

谭校长因升学率低而得了肝郁，郁久成结，睾丸处长了个硬结。

听说拍掌功能破结，但是要拍出清脆响亮的鞭炮爆破音，就能将身体的气泡硬结爆破掉。

校长练习两个月后，果然睾丸郁结没有了。

可见有病不要沮丧，拍打将志气长，一举将邪扫荡，只因免疫力满壮。

94 鼻炎

阿宝鼻炎，越拍掌鼻越酸，他都不敢拍了。

拍打王说，此乃陈年旧疾，因拍掌刺激而引蛇出洞，以排病气是好现象。结果连拍一个月，鼻窍大开，酸胀、喷嚏全消。

95 抵抗力差

千寒易得，一拍难求。

越嫂每次天气降温，都是穿两双袜子、三件大衣，像包一个大雪球，但还是一不小心就感冒头痛，抵抗力差到快要隔离处理。一旦感冒就得卧床，哪儿都动不了。

自从练习拍掌功后，天寒地冻，她偶尔忘穿大衣、少穿双袜子也没事了。

一年坚持拍三个月，手脚暖和，音声洪亮。

她高兴地说，原本我以为像风烛残年老人苟延残喘，想不到练习拍掌功后，手脚有力，正气充裕，就想多干些活。

可见懒惰无力、灰心丧气者的福音乃拍掌功也。

96 昏沉思睡

果果身体很糟糕，出去下一次馆子，就得拉几天肚子。听堂课也会昏沉想睡，力不从心，常年抱药罐子。

拍打王教他咬紧牙关拍起来，刚开始拍时像上刑那样痛入骨髓。

谁知练习两个月后，非但大力拍不痛了，而且一扫病恹恹的衰样，活得精神抖擞，昂首挺胸，然后把药罐子炒鱿鱼了。

97 肺癌钙化

老韦是抗战老兵，肺癌，八十多岁。

国家有特殊照顾，让他动手术不用自己掏腰包。

老韦却说八十多岁死也不丢脸了。

于是在家里拍掌，吃清淡素食，晒太阳，想要干干净净地走掉，谁知五年还走不了。

一检查，肺癌钙化，活动的癌细胞通通被冻结封闭掉了，老韦成功带癌延年，活到九十多岁，像这些不怕死的，反而死不了。

98 肝癌腹水

唐公肝癌晚期腹水，他三个儿子，每个都腰缠万贯，在大都市出人头地，争着要把唐公送到北京的医院去动手术。

在村里，老人认为寿终正寝、在家安心走掉是一种福气。

唐公死活不去医院，说你们有出息了我高兴，我多活几年少活几年不重要。

结果唐公天天在乡村，晒太阳、拍掌，等着死神跟黑白无常来收灵魂，一直等了十年也没等到。

人家被一张检查报告单吓得半死，唐公却向死而生，做好必死准备，反倒带病延年，肝癌没有转移。

可见，坦然面对生死，你将获得不可思议的抵抗力。

99 肠癌中晚期

博叔原本是大公司总裁，统管数千人，每天要熬夜到两三点，一天睡四小时，世界各地飞，人前光彩，人后遭罪。

一张检查报告单是，肠癌中晚期，把肠子割掉了还扩散，医生已束手无策。

博叔干脆把公司一放，躲到老家等死，天天拄着拐杖，爬到小山丘父母的坟墓，去跟仙人说话，坐在石板凳上拍掌、晒太阳，一心只想平静地离开这个世上。

谁知身体越来越好，拐杖丢掉了，走路大步有力，上下山不再气喘吁吁，三年都没有死掉。

他不死心，去检查，病灶点钙化，没再发展。

这时博叔感叹，最先进的医疗，都说救不回来，在乡下准备等死，却死不掉。

看来万缘放下的力量很大，心无挂碍，不再恐惧，你的正气将无与伦比强大。

从此博叔在乡间承包一大片橘子园，不为钱财而种，也不为名气而种，种成后除了够伙食度日，剩下通通捐给慈善机构，送给有需要的人。

100 宫颈癌晚期

武姨宫颈癌晚期，整个子宫切掉，居然还转移堵不住。

有高人点化说，万缘放下，回归山林田间，或有一丝生机，她便回老家，在鱼塘的茅草屋里头，准备等到残灯化灭。

一个偶然机会，她看到电视节目，是关于拍掌甩手治病的，主持人介绍说这种运动锻炼体操于身体有百利而无一害，于是她跟着节拍打起来，打累了就喝水，喝饱了困了就睡觉，睡醒再打，总之，打得天昏地暗，打得日升日落，打得念头死，许汝法身活。

照顾她的儿女发现，老妈怎么吃药越来越少，以为不行呢，可一年过去，药断了，人没走，还经常帮忙浇水洗菜，松土拔草，昔日的残灯坏体，今朝居然容光焕发。

如此五年都没事，还继续活着。

可见，福缘好的人都能遇见拍打，慧命深的人遇见拍打后都能勤而练之，福慧俱足的人，都懂得将拍打法现身说法，传授到周围人去，提高大众自强意识，增强正气抗邪能力。

一个有福慧的地方，必定能生长起拍打的团队，拍打的风气，拍打自强不息的精神，拍打反求诸已的自信。

小结

拍打，拍出的是正气。

正气存内，邪不可干。

一个充满邪气病气的人，如果不通过勤修苦练，是很难摆脱痛苦烦恼的。

人在低落的时候，拍打可以鼓舞士气。

人在浮躁的时候，拍打可以收摄心神。

人在迷茫的时候，拍打可以明亮双眼。

人在绝望的时候，拍打可以重燃希望。

拍打疗愈的不单是身体上的疾病，更是心灵上的懦弱，人只要敢勇于面对病魔烦恼，拍案而起，横眉冷对，又有什么困难不能克服的。

壮哉！拍打！

伟哉！拍打！

第二篇 拍打百话——四关八拍

修身齐家治国平天下，所有人都以修身为本，修身之术始于拍打。

当天寒地冻，你一无所有时，左手拍右手，身体就会温暖起来。

向外求水，不如自己挖通泉源。

请人温暖，岂如自身点燃灯火？

有道之士将拍打奇术发挥到淋漓尽致，制阳光，消阴病，可痊愈诸疾。

1 风冷头痛

阿身，后脑着风冷痛，万事俱废！老窝想起以前住茅草屋，半夜被风吹醒头痛的日子，哪有钱去请医抓药，抡起巴掌就拍后脑勺，由轻到重拍出汗来就好了。这叫风随汗解。老窝只用了半小时，就将阿身的风冷头痛拍好了，又故业重操。可见，修好身体才能演讲、商谈、开会、写作、耕田。老窝感慨说，我自己从拍打里得到大好处，这可是不费分文、无毒副作用、健身内壮的第一法。

2 瘫痪

村里老预，天天拍打，九十岁还耳聪目明。而老闲，等孩子一发达，就到城市享受享福，七十岁就瘫痪坐轮椅。可见，凡事预则立，不预则废。万事万物你预先去锻炼耐劳，他就能自强自立，你不锻炼设计就会废弃。

3 闲置的医保卡

阿玲天天拍打，从未用过医保卡。同事问，拍打那么痛，你怎么还能坚持呢？阿玲说，养尊处优很安逸，但却容易落下病疾，拍拍打打疼痛刺激，却能享受健康。故痛而知其善，逸而知其恶。

4 艺术品

老窝喜欢雕刻，没事他拿斧头凿子雕拐杖根雕，轻松就换取伙食费，有些根雕还卖到高价。老窝说，将多余的树肉去掉，艺术品就成了。将身体多余的汗酸拍掉，健康就来了。老窝的小孙子每天都被老窝拍得脸红扑扑，饥肠辘辘，吃嘛嘛香，人见人爱。老窝说，养个健康快乐的孙子就是万金。真是“玉不琢，不成器，人不拍，不强壮”。

5 跺脚

有次老窝心中一亮，边拍边跺脚，发现比单纯拍打舒调百倍，跟着练的邻居谦叔自述，睡觉入睡困难，没有一小时都睡不下，边拍边跺脚，不到五分钟就入睡了，真是“良药苦口利于病，拍打疼痛利于身，逆耳忠言利于行，跺脚排浊利于眠”。

6 结石

九叔拍打半年，成功排出结石，陈哥拍打了三个月没排出结石就不练了。拍打之道有人受益，有人受不到利益，因为没有坚持到底。《尚书》曰:为山九仞，功亏一篑。功亏在放弃，事成于坚守。

7 慢性咽炎

招弟留洋回来，慢性咽炎几年都没好。他瞧不起公园里那些老头子拍拍手、跺跺脚就能治好病。而受叔得了咽喉肿瘤，不知比一般咽炎重百千万倍，跟着老窝拍两年，咽喉肿瘤没掉了。真是，谦虚乃受益的根源，骄傲就是吃亏的根本。古书说：谦受益，满招损。

8 头痛病

阿勇在学校被讥笑为劣等生，考试拖猪尾。他便愤愤不平，挑灯夜战，终于考出个第一名，雪洗耻辱。由于用心读书过度，得了头痛病，老窝教他拍大椎、肩背释放压力。练拍打功就要拿出对抗被欺负的勇气，知道弱就要受病挨打，强才可以傲视天下。只用了一天时间，头痛就让阿勇拍好了。《礼记》曰:知耻近乎勇。知道自己的不足和短板，以此为羞耻，才能勇于去进步。

9 腰痛病

以前放田水的老海跟老窝经常吵嘴，现在老海得了腰痛病，耕不了地，老窝居然亲自登门帮他把腰痛拍好。人问，你为什么不计前嫌？老窝说，“大道之行，天下为公”。这拍打是大道，不应该秘为私有，它像空气和水一样，为广大群众需要。空气与水不会因你贫富贵贱就不给你！一个出色的拍手，不会因为过往恩怨而耿耿于怀，不理你！

10 胃病

老窝回想自己一穷二白时得了胃病，求医无门，家徒四壁。贫居闹市无人问，借个钱大家都六亲不认。老窝心灰意冷，抡起巴掌就拍打自己膝盖。像听京剧时情不自禁打起节拍来，殊不知误打误撞，居然拍到血海、梁丘，专治脾虚胃弱，就这样将胃病拍好。真是“穷则思变，变则通，通则久”啊。上天在你穷困潦倒时，常常给你灵感，你静下来好好想就有招了。

11 白内障

叶兆叔得了白内障，动完手术眼睛还不行。听闻老窝帮几个白内障的老人拍好了眼睛，叶兆叔就说，那不过瞎猫碰上死耗子。经不过众人的劝说，不要老以为外来的和尚才会念经，自己村的郎中就不会看病。结果老窝教他拍打法，叶兆叔真是目暗重生光辉，原本耳鸣耳闭的也好了。真是“一叶障目，不见泰山；两耳塞豆，不闻雷霆”。

12 肝囊肿

元叔肝囊肿多年未愈，终日战战兢兢，害怕恶变。倒是老窝具有将生死置之度外的心态，又有为乡邻两肋插刀的魄力，天天帮元叔拍打胸肋，三个月囊肿就消灭了。元叔乐不可支，视老窝为再生父母。真是心虚胆怯，百万雄兵亦残兵败将，周身细胞敌不过一个肝囊肿。若志成高远，星星之火亦可燎原，两个巴掌也是天兵天将，所打之处旗开得胜。

13 颈椎病

惠哥做多年生意，熬夜得了颈椎病。老窝说这个可以拍好，古灵精怪的惠哥说，拍得好医院就关门了。结果老窝也心平气和地说，抬杠得智慧，激人获妙法。你别用激将法，这套对我不管用。结果惠哥连续来找老窝一周，经老窝拍打后，惠哥睡得很香，颈椎僵硬、倾斜感也没了。老窝感叹说，若人口惠而实不至，必有灾殃累及其身。我既然讲到了，我就要做到。老窝就是这样用实力讲话的老实农民。

14 咽喉梗阻

闽姐是医院高管，享受最好医疗，动了咽喉手术，咽喉还梗阻。她听说高手在民间，老窝像变魔术一样教她拍背、肘、腋，随即吞咽利索，梗阻消失。闽姐喜悦说，幸好没小看穿拖鞋的医生。老窝哈哈笑说，敏而好学容易，不耻下问难。真的高管必敢于下问。

15 水谷不入

村里阿海的小狗生病了，水谷不入，丢在垃圾堆旁等死。老窝见了不忍心，抱回家帮狗狗拍大腿和背，三天就把狗拍得活蹦乱跳，又跑回阿海家去了。老窝气得张口就骂，你这鬼崽子，忘记谁救你谁丢你了吗？老窝边骂还边笑着说，看来拍打一法，放之四海皆准，历时春秋不易，不分牲畜人类，用之皆有效果。

16 乳腺增生

四姐乳腺增生，拍了三个月没消掉，她就沮丧了。老窝说为什么你不拍背部呢，胸背相连啊。结果四姐再拍背部一个月，增生就消了。真是学而不思则罔，思而不学则殆。学习拍打术，没有去思考就会迷惑，光去思索不去练习，思多无益啊。唯有边练习边琢磨思索。拍打之道是路漫漫其修远兮，吾将上下而求索。

17 牙齿痛

忘忧哥牙齿痛，拍了合谷就好了，他非但没有见好就收，早晚都拍一千下，常常拍到父母叫吃饭，他都不知道，拍得手掌有力，一改多年弱不禁风之体，变为身强力壮之躯。真是“发愤忘食，乐以忘忧，不知老之将至”。

18 鼻炎

萋萋，村里好讲是非之人也。说老窝不务正业，拍打是安慰剂，是怪招。老窝却乐呵呵说，奇招怪招能让人变好就是好招。现场又帮一个鼻炎患者拍通了鼻窍，老窝就是这样坦坦荡荡，拿事实讲话的人，而不会耿耿于怀，将怨恨挂在心头。真是拍打让君子坦荡荡，是非使小人长戚戚。

19 眼睛不好使

怨叔曾跟老窝结梁子，为了田地发生口角，现在怨叔眼睛不好使，老窝却主动请缨，亲自登门帮怨叔拍打，助他眼睛重现光明。大家都说老窝傻，帮自己的敌人对手，老窝说仁者无敌。拍打是仁心仁术，不应该心存敌意，才能够修出无欲则刚掌。老窝真是以直报怨、以德报德的好汉。

20 胸肋胀满

君哥胸肋胀满，老窝说，我教你拍，我带你拍。说完老窝就来个金鸡独立，边独立边拍，不到一盏茶工夫，君哥心中如拨云见日，似扫帚覆地，胸肋胀闷如烟消云散。老窝说，君子求诸己，小人求诸人。你已经不是小孩子啦，不要样样求人，要懂得自己求学。老窝居然带领一组拍打团，十几个“打手”聚在农田里，抡胳膊挽袖口，在村里建立一个拍打俱乐部，拍拍打打还开心。

21 三叉神经痛

故哥三分钟热情，学了三天就厌顺了，因为拍打像耕田锄地，太没新意了。谁知老窝用这没新意的招法，却将新奇古怪的三叉神经痛拍好了，这下故哥服了。老窝说，温故而知新，可以为师矣。这些老动作老招式，常去温习练习，就能应付日新月异的病疾，也可当拍打师啦。

22 头胀痛

小乔畏惧恐惧拍打，老窝说，铁怕打则不硬，人怕拍身体怎么行。拍完头部后头胀痛就消失了。胀乃气滞，痛为血瘀。拍打行气活血，胀痛疗愈。真是“小不忍则乱大谋”，小小苦痛里你忍受不住，怎么会有身体长远的谋略跟好处呢？

23 脑血栓

老孙头脑血栓中风后，小脑萎缩，走路摇来晃去，天天害怕会不会死掉。老窝说，我觉得你的敌人并不是中风脑血栓，而在于你自己没有求生拍打意志。结果，连续拍打颈椎，脑血栓融化掉，记忆力恢复，走路摇晃感消失。拍打颈部有助于融化血栓，延缓脑萎缩。可见，人之忧虑，常不在病疾，而在个人的魄力。

24 长斑

龙姐身兼二职，常身心疲惫，脸上长斑。老窝说，不健康的“熬夜钱”对你来说，就像慢性毒药，只会将身体搞垮、催老。于是龙姐放下了夜宵店的工作，用手拍打面部，很快皱纹消失，斑点去除。每天只拍打半小时而已，就有这神奇效果。古人言，不义而富且贵，于我如浮云。不合理、不合道得来的钱财，就像浮云那样，终会成为医药费溜掉。

25 近视

小庆近视眼睛，每天坚持拍双眼半小时，一个月减掉一百度，连脸上皱纹都消除了。原本眼睛白睛有黄点的，也没了。真是“问渠那得清如许，为有源头活水来”。眼睛不断有气血上来，就会清澈明亮。

26 鼻炎

中叔鼻炎一打喷嚏，整个村都会抖。老窝亲自登门说，不帮你治好，我躺着睡觉都会中枪。于是帮他拍打囟门、百会，还教他拍，拍到额头发热，从此，鼻塞鼻炎就好了。老窝真是“学而不厌，诲人不倦”。天天勤学拍打术，育人教授从来不知疲倦。这《论语》八字，不但是学习态度，更是人生功夫。

27 落枕

柏叔落枕，歪脖子似鬼脚七，正要去医院，老窝半路拦下他，人说老窝你别多管闲事，老窝说“见义不为非勇也”。结果三分钟就帮他把脖子拍正了，柏叔也没有特别道谢，路人就愤愤不平。老窝说，我哪是冲着他说一句谢谢帮他的。

28 淋巴结肿大

小言淋巴结上火，嗓子痛，往常得到医院打吊水，花掉一两百。老窝给他一碗鱼腥草水，加拍打脖子一小时就好。小言并没有给老窝一分钱，众人愤愤不平说，下次不要帮他治了。老窝说“当仁不让医”，只要有利于人的事情，就要争相去做。

29 哮喘

哮喘的虎叔，老窝帮他拍一个月，拍好了他的喘病，虎叔只给了老窝一袋水果，他治喘在医院花了几万块都在所不惜，老窝这老农帮他喘气拍好，他却分文都不舍。众人愤愤不平。

老窝说，君子谋道而不谋食，君子忧道不忧贫。我得到拍打之道，已经无比快乐了，至于这三餐丰富与否，家里有没有字画古董，装修是不是富丽堂皇，这个不是我忧虑的地方。

30 摔伤

小娟打篮球时胳膊肘摔伤，无力抬举，老窝帮她对侧胳膊拍打大半天，稻谷都忘了收。小娟胳膊肘好了，好像以为理所当然，大家愤愤不平，老窝怎么能劳而不获呢？老窝却说，君子喻于义，小人喻于利。小孩子才老讲红包利是，既然是有力大人，就要讲义薄云天、大义凛然，至于“恭喜发财，红包拿来”的话就不要多讲了。

31 胸痛

过叔胸痛，失魂落魄，恐怕心脏病发作，老窝帮他拍一次就好了。一个月后又发作，老窝又帮他拍一次好了，过叔就问这样发作会不会是大病呢？老窝说，过而不改，是为大过也。病而不图变，那是真大病。

32 脂肪肝、肝硬化

谭叔脂肪肝，肝硬化，老窝教他拍打肝区，一坚持就是一年，居然肝硬化好了。真是与健康人在一起生活锻炼，不自觉地就健康啦。正如《孔子家语》讲：与善人居，如入芝兰之室，久而不闻其香。

33 口苦、胆囊炎

淡叔的口苦整几个月，一查是胆囊炎，老窝叫他不要吃鸡蛋，煎炸之物，加上每天小拍胁肋，淡叔不相信这小招小术能治他的病。老窝说贪食煎炸乃恶小，拍打手脚是善小，勿以善小而不为，勿以恶小而为之。滴水微，渐盈大气；绳索小，可锯大木。淡叔半个月拍打加忌嘴，晨起不再口苦，胆囊炎轻松治好！

34 胃下垂

锤叔胃下垂，讲话气若游丝，似断还续，多吃两口就胃胀，少吃又肚子饿。他感叹说，夕阳无限好，只是近黄昏。我这身体快没用了，谁知老窝帮他拍打中脘、胸胃说，老马自知夕阳短，不用扬鞭自奋蹄。锤叔精神一振跟着拍起来，胃下垂居然好了，多吃一碗都不胀。

35 脂肪瘤

雕叔长了十几个脂肪瘤，烦躁难受，叹气说：这能治吗？老窝说，饱食终日，无所用心，难啦。终日好吃懒做，不练习拍打，小病都是大障碍。结果跟着老窝拍打两个月，加清斋淡饭保平安，瘤子掉光光。真是下定决心，不怕牺牲，就能排除万难，获得成功。

36 胃胀

天寒地冻，敏哥自觉胃胀揪心，拍得疼痛，就不想坚持。老窝说，你想要喝热水，锅底就要耐煮火烧，你的胃想要消化食物，釜底火足，就要经得住拍打。果然半个月，胃胀痛彻底消失，可见“博学而笃志，切问而近思，仁在其中矣”。一个人好学好问好思考，叫真正三好学生，再加上志存高远，坚贞笃定，就能够得偿所愿战胜疾病。

37 肝炎

乐哥喜欢下馆子，到游乐场玩，以及钓鱼遛鸟，一大堆狐朋狗友，自从得了肝炎后，他就闭门谢客。老窝说损者三友，游玩喝酒与遛鸟玩狗，一旦斩断这朋友圈，练习拍打术，肝炎就好了。所谓“见贤思齐，见不贤而内自省”。跟着贤者好习惯走，人生路会越走越康庄。

38 胃部拘挛

静姐胃部拘挛，常边开车边痛，老窝叫她拍足三里，静姐刚开始不相信老农讲话的分量，所谓人微言轻。她某次实在胃打结拘挛，痛得冷汗淋漓，才想起老窝的拍打，抡起手掌来拍三分钟就拍好。静姐感慨说，不以人废言，不要因为他的地位低下，而不相信他讲的话。

39 胃酸偏多

小双常年反胃，胃酸偏多，医生用中和胃酸的药只好一阵子，老窝教他拍打，小双说，能管用吗？老窝说，仁者见仁智者见智，用药的人看到药，我拍打的就看到巴掌，能不能治，你可以试一试，又不花你钱，还不要你命，结果拍打肚腹以后，通身轻松，胃酸下行，居然好了胃病。

40 心慌

白姐惊慌失措，原来她丢了个钱包，老窝拿出来说是不是这个，白姐高兴说“是的”，一下子尘埃落定，因为过度紧张导致心慌，老窝帮她拍劳宫随即好了。人家说老窝傻，黄金落地个人财，捡到就是你运气来。老窝说君子爱财，取之有道。

41 打嗝

小哥常年咽喉嗳气、胃打嗝，老窝说坚持拍打就能好，随手就不厌其烦指点小哥拍打胃脘部，随即打嗝好了。而老窝却常因为帮人，自家田地都疏忽打理，荒芜了。老窝说，君子有成人之美，不成人之恶。于是感召来一大批人帮老窝耕田种地，田地一片生机。

42 高血压

恒叔高血压，脚又冰凉，吃补品血压上飙，吃降压药腿脚更冰凉，胃受不了。老窝说，不怕压力大，而怕血脉堵住；不怕手脚凉，而怕气血不通畅。通过密集地拍打头颈，居然血压下降，手脚暖洋洋，一切头晕发麻感觉消失。

43 老胃病

金叔的顽固老胃病，经老窝拍打后好了。以前，他笑老窝在家耕田没出息，不如外面做生意，想不到现在老窝在珠三角、外地的口碑越来越好，好多人排着队来找老窝拍打，看来真是“塞翁失马，焉知非福”。失去做生意的机会，却练就了拍打绝技，可见人生没逆境。

44 结肠炎

东哥便秘，还有结肠炎。老窝教他拍打整个腹腔，拍到温热潮红，问题解决。拍打对气滞血瘀的病效果好。有病可拍病，没病可强身体。真是“有则改之，无则加勉”。无病拍打就可加强免疫力。

45 子宫肌瘤

知秋子宫小肌瘤，拍打了足足三个月，把它拍没了。老窝说，岁寒，然后知松柏之后凋也。病疑难，你才知道拍打坚持到最后的好处。

46 肩周炎

富康叔肩周炎发作，平时他都和蔼可亲，这下痛得眉头紧锁。老窝帮他拍两天就好了。老窝说，富裕了还没有架子，不会瞧不起穷人，是真正有修养、有文化的富人。富康叔说，我富而无骄易，你贫而无谄难。你一生清贫过日，乐于助人，不怨天尤人，这比赚大钱还难啊。

47 三高

小肥养尊处优，饭来张口，三高占了两高：血脂高、血压高，听到一不小心要终生吃药，马上积极重视起来，他平时瞧不起老窝敲敲打打的草医样，谁知自从被老窝敲打以后，他喜欢上了拍打，在家里就把肥胖减下。真是“三人行，必有我师焉”。切莫轻贱老农，乃至小偷。贼有状元才，农有将相气。

48 股骨头半坏死

顾叔股骨头一小半坏死，有加重趋势，有可能要去医院花几万块换股骨头。老窝教他拍打腹股沟，让气通血活，推陈出新。三个月后重做检查，医生说股骨头康复不用动手术。顾叔乐得跳起来，马上成为拍打弘扬手，在村里带起一股拍打风。拍风所过，病痛大则减轻，小则根治。士不可以不弘毅，任重而道远。一旦你得到拍打之勇，传术之仁，以及用法至智，自然仁者不忧，勇者不惧，智者不惑。

49 腰腿酸麻冷痛

有一乞丐瘫在路边，无人搭理，有动恻隐之心的好心人常施舍饭菜，而老窝却不畏脏臭，帮他拍打环跳穴，促进血液循环。结果腰腿酸麻冷痛之症俱除，又可以走南闯北去了。人问老窝对个乞丐怎么如此真诚。老窝说，恻隐之心人皆有之，看到他太苦了，就想帮帮他。

50 尿毒症

守叔尿毒症晚期，认为没救了，将孩子叫到身边吩咐后事。自从老窝过来帮他拍打后，排出大量血尿，居然一天天减轻，最后衣食如常，生活自理，带病延年。老窝说，往者不可谏，来者犹可追。过去的恶病就不要纠结，用拍打去开创人生未来更重要。

51 肾囊肿

肾囊肿的棠叔不相信，老窝用巴掌能将囊肿拍好转，可又求医无门，在老窝那里拍打半个月后发现，腰酸背痛、尿频、尿急之感全消失，一个月后检查囊肿没了。老窝说，圣人讲，人皆可以为尧舜，尧舜乃明王圣君，都可以向他看齐，为什么人皆不能为药王医圣呢?

52 失眠

明叔失眠数月，身体的精气像被抽空一样，浑身乏力。老窝说，为什么不放下手机来学习拍打，结果一改变，失眠就好了。看来人真是自作自受，天作孽犹可恕，自作孽不可活。如果确定要活呢，那就一句话：择其善者而从之，其不善者而改之。

53 扁桃体炎

希哥扁桃体炎动手术切掉，现在阑尾炎又来，医生说要切掉，他找老窝吃了鱼腥草水加拍打，居然好了。真是“失之东隅，收之桑榆”。以前不懂拍打，所以丢掉了身体的器官，现在懂了就要保护好器官。

54 痔疮

德姐患痔疮，医生说要切割掉，老窝说，它能生成也能回去，小偷能钻进来也能溜出去，不一定要拆墙，结果靠拍打成功将痔疮拍好，不再便脓血。

55 静脉曲张

关叔静脉曲张，腰酸腿胀，自从习练拍打术后，曲张隐退，酸胀消失。真是“得道者多助，失道者寡助”。获得拍打之道，身体好像得到各路助缘，不断变好。不懂得内求拍打锻炼之道，人就像孤苦伶仃，孤家寡人，不知向谁求助。

56 骨刺

晋哥长骨刺，引起腿痛心烦，不能入睡，人心如死灰。可老窝一教他擂鼓式拍打，如同旭日东升，居然骨刺去，心烦消，腿胀除。真是“哀莫大于心死，而身灭亦次之”。身体坏了并不可悲，可悲的是你对拍打没有信心、对前途不寄希望。

57 膝关节凉麻

艾姐膝关节凉麻。老窝说拍吧！艾姐说拍多久，老窝说拍半年。艾姐瞪大眼睛说，这么久啊。老窝说，千里之行，始于足下；合抱之木，生于毫木；九层之台，起于垒土。半年又算什么呢？结果半个多月，膝盖痛就拍好了。人要有长远性，才能做长远事。

58 肾结石

小治肾结石，老窝说，锲而不舍，金石可镂；锲而舍之，朽木不折。拿出认真的精神，可以雕金刻石，用随意的态度能奈朽木何？结果小治大量地饮水加上拍打，三天就排出小结石，小便顺畅了。

59 膀胱结石

腾哥膀胱有结石，老窝说，水势大时，可以惊涛拍岸，将岸边岩石都拍裂开；水势小的时候，却连一根芥草也推动不了。结果腾哥跟老窝大力拍打，引起气血冲刷，膀胱结石在半个月内掉出来了。真是“绳锯木断，水滴石穿”，有这等精神就不会忌惮病疾之顽固啦。

60 打喷嚏

小良老是打喷嚏，老窝叫他拍，他怕疼狠不起来，老窝问，你是讨厌拍打，还是讨厌生病呢？小良说，当然讨厌生病了。老窝说，那就对了。“少年辛苦终身事，莫向光阴惰寸功。”少年吃点苦头对终生有益，不要在最好的青年阶段懒惰，不锻炼身体。结果一狠下心拍，打喷嚏鼻炎消失得无影无踪！

61 强直性脊柱炎

大柱得了强直性脊柱炎早期。听说拍打能增强脊髓生长，改善脊柱弯曲变形。他特意从佛山找到老窝这小山村来。真是“山不在高，有仙则灵；水不在深，有龙则灵”。乡村不在大，有高人在就行。经过大半年的拍打，脊柱也恢复正常了。

62 膝盖屈伸不利

小镇膝盖屈伸不利，医院检查有钙化现象。老窝说，此乃长期受凉冻僵了，拍打能缓解僵硬，带来柔和。结果老窝几天就拍得他活动灵力，大步流星。人问老窝，怎么你可以见病知源？老窝说：操千曲而后晓声，观千剑而后识器。拍打多了这些毛病问题，所谓见多识广，看一眼也知道根源，真是博涉知病，多诊识脉，屡用达药，勤拍明道。

63 手关节痛

人家说，老窝你就像蜜蜂帮人们拍打不计报酬，“采得百花成蜜后，为谁辛苦为谁甜。”

原来米叔经过老窝拍打，手关节痛好了。老窝请他来割稻谷，他却推托家里有事不来，大家都为老窝抱不平，老窝却坦然说，不求有功，但求无过。我帮他拍好关节痛，他帮我成就这双拍打神手。

64 头痛

谦叔经老窝拍打后多年头痛好了，他既没有念恩，反倒说头痛是自己好，不是拍打好的。老窝说，我是为了制服病，不是制服人。他的病好了我就开心，哪管是怎么好的？真是“长风破浪会有时，直挂云帆济沧海”。是非风浪肯定会有，就看你人生的巨航开往哪里。

65 拉稀肚胀

云哥新年回家，大便不成形，常拉稀肚胀，众医束手无策，老窝却自信地说我能帮他拍，果然好了。不畏浮云遮望眼，只缘身在最高层。老窝从不怕疑难病症这些浮云来遮住这双慧眼，只因为他自身站在气血的高层面上去调理疾病。

66 瘫痪

瘫痪的晴婆，大医院跟儿子都放弃丢手了，老窝却天天上门去拍打，并且说：病人、家属、医院都放手了，我不能放。拍打要拿出文天祥战斗的气概，“臣心一片磁针石，不指南方誓不休”。如果不把她拍好，我就誓死不休。结果用半年时间，老阿婆居然能上下楼梯，自己走路，街坊邻居无不叹为观止，亲朋好友皆拍案叫绝。

67 颈椎病

谭哥为颈椎病困扰多年，他自叹自己天赋低不能学医，老窝说，你再低也没有我低呀。结果跟老窝拍打一段时间，颈椎病就拍好了。老窝说一个人都不够努力，就没资格抱怨天赋。

68 腿疼

小香考试经常考第一，做数学题从不畏难。可一上体育课长跑，就坚持不下去，还喊腿疼。老窝说，你应该不是腿疼，是怕疼吧。结果一帮她拍打就把腿疼治好。真是“书本理论上所向披靡，现实行动中却不堪一击”。

69 盗汗症

天天得了盗汗症，人称奇难杂症不好治，老窝帮他拍打手上阴郄穴两次就好了。真如《标幽赋》上讲“泻阴郄止盗汗”！村民们流传说：“老窝运气好，就在他病快好时插手了。”可大家都没有看到，老窝天天晚上练拍打两小时，从不间断，天底下哪有凭空而来的好运气，只有背地里潜修默练、不为人知的大努力！

70 腰酸背疼腿抽筋

本叔生意失败后一蹶不振，腰酸背疼腿抽筋，提前过上退休老人的生活。自从老窝教他拍打后，他居然雄心万丈，成功粉碎奇难杂症，卷土重来又干起装修的事业来，而且还做得风风火火。天地间最痛苦的事，并非失败和生病，而是你小瞧了自己的能力与自知。

71 月经带血块

小静每次月经都带血块，老窝说：拍碎它，拍热它，拍融化它。道理谁都懂，执行者少矣。老窝现身说法，跟她一起拍打，终于把月经血块拍没了。真是当你的努力汗水赶不上你的构思理论，最好就是沉下心来，修炼沉淀。懂道理的多，行道理的少，所以得好的就少了。

72 肝癌

苏子得了肝癌，老窝亲自登门帮她拍，把她失眠拍好，肋痛拍没，腹胀拍消。人问老窝“怎么敢挑战癌症”，老窝说：不入虎穴，焉得虎子。

73 梅核气、咽喉结节

坤姐的咽喉结节已经三四年没好，吞咽时有梗阻感，老窝示意她多拍打，坤姐说：“这样拍管用吗？这么小力量。”老窝说：“不积跬步，无以至千里；不积小流，无以成江海。积累只要足够，就能将障道问题打破。”果然梅核气、咽喉结节拍了三个月就拍掉了。

74 胆囊息肉

小蒋因为胆囊息肉而痛苦难安，他的拍打也是三天打鱼两天晒网。老窝跟他以前是好朋友，念在旧情分上，便给了他邻居一天200块，让邻居帮他拍打。所谓“香饵之下必有鱼儿，重赏之下必有勇夫”。结果老窝就通过假手邻居将朋友的胆囊息肉治好了。

75 腿顽麻

阿冲腿顽麻，以为久病无可奈何，说不治也罢。老窝说，老骥伏枥，志在千里。烈士暮年，壮心不已。何况你还年轻，怎么能放弃？老窝陪他拍打三个月，把顽麻的腿拍好了。

76 腰痛

首叔腰痛得万念俱灰，啥事都不想干，卧病在床，问要不要去拍片？老窝说，去拍片不如先拍打。看到老窝比他还气壮山河，他便跟老窝坐着一起拍打。拍到能站、能走、能跑，只用半个月。即使病了再穷苦难受，都不能丢失自强不息的拍打意志。

77 肩关节炎痛

坚叔肩关节炎痛到难以开车，大家看他高大威猛的样子，以为他身体很好。坚叔说：我这是“金玉其外，败絮其中”。老窝说：不要紧，近朱者赤，近墨者黑。靠近健康的拍打方式就会健康，多接触慵懒、熬夜、打麻将生活，人就会颓废。果然老窝带他一起拍打后，肩痛根治，开车顺畅。

78 目珠痛

台姐严重的目珠痛，老窝帮她拍胆就拍好了。台姐高兴地说，跟老窝做邻居、住同村是好福气。近水楼台先得月，向阳花木易逢春。老窝第一次被人这么高度赞赏，心中乐开花了。

79 头痛

老窝邻居金叔常看老窝收到大量患者的礼物，他也心痒，想学拍打，藏在老窝家里偷师学艺。有次老窝不在，他假装老窝帮前来求治的患者头痛给拍好了。真是“观众器者为良将，观众病者为良医”。见多识广后，自然出手不凡。勤加实践后，自然手到病除。

80 背酸痛

周兄很会写文章，在报社工作。他读的书可以用车载牛拉。有次背酸痛，大半个月都没好。老窝说，你读书破万卷，下笔如有神。我拍打数万人，拍手也如有神助。果然才帮周兄拍半个小时，多日的背痛就消失了。真是“读书百遍，其义自现；拍打千遍，疗效自现”。

81 颈肩腰背酸痛

马叔自从跟老窝拍打后，一发不可收拾，一天不拍就不过瘾，他的颈肩腰背酸痛全拍好。人家问，拍好了怎么还拍？老窝说，你都赚够钱有饭吃了，为什么还要赚钱？所谓“居安思危”，有备无患，拍打有病可以治病，没病可以防病。

82 近视

小丽不肯跟爷爷一起拍打，只知道沉迷在书中，把眼睛搞近视了，还有借口说“少壮不努力，老大徒伤悲”。老窝说，读书识字是努力，强壮身体是更重要的努力。少年不强壮身体，老了你就后悔。小丽跟老窝一起拍打后，视力也恢复过来了。

83 鼻炎

飞哥向来才高气傲，才子为才所累，搞得弱不禁风，鼻炎天天发作。老窝帮他拍三天就好。飞哥感叹说，不登高山，不知天之高；不临深溪，不知地之厚；不到这民间乡村来见老窝，不知中医拍打术之奇也。

84 肝囊肿

有个国外的友人，特别远渡重洋，找到老窝，老窝帮他拍好本来要动手术的肝囊肿，他给老窝送了面锦旗，村里一下子轰动了，可大家都还以为老窝是个农夫，思维定势去不掉。真是：近处无伟人，身边少风景。不识庐山真面目，只缘身在此山中。

85 虚弱病

树子得了虚弱病，上楼梯上气不接下气，老窝教他小力拍，循序渐进，拍到敢大力重力时，上下楼梯如履平地，不再气虚。真是：治国之道，必先富民。强身之理，必先壮气。壮气之法，必先拍打。

86 血压高

小七长期服降压药，越吃越多，还是改善不了头晕目眩之感。自从跟老窝拍打后，身上排出大量杂味异味，似农药，如废气。老窝说，这是气冲病灶的排毒反应。然后大量地喝粥油、面汤，血压居然下降，眩晕之感消失。老窝说，莫小瞧拍打这小技，小技也有了不起的地方。

87 旧伤发作

陈叔车祸后，胸肋部隐痛，手术后遗症，民间叫旧伤发作。老窝叫他每天拍20分钟。功夫到，滞塞通。半个月旧伤就一窝端，彻底好了。

88 皮肤瘙痒

力伯皮肤瘙痒，肘关节、膝关节都痒得厉害，老窝教他拍肘弯与膝弯的曲池、血海，乃周痹要穴，活血祛风奇组合，拍出痧点来，居然风消痒去，通体舒泰。

89 痔疮

达哥的痔疮经常发作。老窝说，反复发作的慢性脏腑病，拍打效果最灵。结果拍完承山、承筋、委中、委阳，痔疮就没再发作了。

90 发烧

小林发烧之急性病能否拍打？老窝尝试帮他拍打大椎、合谷，未上医院打吊瓶，烧就退了。

91 头胀痛

退哥跟朋友聚会，喝醉酒头胀痛，老醒不过来。原来酒气附着在肝胆经不肯走，老窝帮他拍肝胆经络跟背部膀胱经，尤其是肝俞、膀胱俞，很快肝胆湿热就通过膀胱沥出身子，人神清气爽。他高兴地说，这比解酒药还好。

92 牛皮癣

小皮得了顽固的牛皮癣，这种病令名医常常丢脸皮。老窝说，拍打好像烧开水或煲汤，必须集中火力，不能中断，一鼓作气每次拍两小时，连续一周就把牛皮癣拍好了。

93 腰酸

东哥他自己也拍打，可是自己的腰酸没拍打好，就说拍打没用。老窝听了说，要不我给你治，这下打得东哥鬼哭狼嚎，痛过后腰酸胀彻底全好。老窝说，许多人自己拍自己，太心疼自己，出手太轻，结果痧拍不出来，身体也好不了。可见拍打不但是手法，更多是意志力、耐受力的提升。

94 膝盖痛

通哥浑身上下都拍打，可膝盖还是老痛，拍一个月也没见得好转。老窝说，让我来。伸出两手，帮他拍阳陵泉、阴陵泉、血海、梁丘，这膝盖周围的这四穴对拍，专治退化膝盖。老窝一拍就一个小时，专打一个部位，叫集中火力，专项攻击。拍得他通身皮肤火辣辣的热，随即肿消。可见，轻描淡写一个月，不如重拳出击一小时。

95 直肠息肉

腾叔直肠息肉，常大便坠胀难耐，他根本没耐心拍打，屁股像橄榄，静下来盏茶都做不到；而老窝坐在田埂里，一天不动都没问题。人家把拍打当作一种辛苦累活，老窝却将拍打当作人生一大享受。结果腾叔自己拍不好的直肠息肉让老窝一个月就拍好。可见光拍打，没有在享受拍打，极致效果很难达到。

96 头颈腰脚痛

贝哥从头到脚都不舒服，头痛、胸闷、肚胀、腿痛。老窝就用地毯轰炸式拍打，即全身关节要害:头颈腰脚，拍完后通体舒泰，病症俱除。

97 瘀血残留

枚姐做了子宫手术后有瘀血残留，术后淤血，拍打最行。老窝教她拍小腹，瘀血除。枚姐每次拍完小腹后，都神清气爽。因为丹田呼吸人命长，结果枚姐的旧伤瘀痛，拍打三天就好。道门曰:练成丹田混元气，走遍天下无病敌。只要将丹田、关元、气海拍饱满，纳气深沉，绝大部分疾患都是你的手下败将。

98 肿瘤

根叔肚子长了个鸡蛋大的肿瘤，时常疼痛、僵硬、蜷缩。老窝帮他拍打后，出现排病反应，身上居然散发各种异味：臭水沟味、化工原料味、中药味，三个多月就把肿瘤拍没了。可见出现排病反应，不能见好就收，必须乘胜追击。

99 脑癌

卫叔得了脑癌，据说大限已到，死马当活马拍。老窝居然侠肝义胆，拿出大医精诚，帮他拍督脉，因为督背膀胱经，可排脑里积水。拍一年多，人没死掉，却变得更精神灵活。可见掌握了拍打，你有可能绝地求生、亡地求存、死地重活，连这么重的脑癌都可能柳暗花明，普通问题只要你用心拍，都有好处。

100 脑缺血

柱子哥呆呆傻傻，据说以前发烧，烧坏大脑，导致脑缺血后傻了。傻病如果能治，那不就拿诺贝尔奖啦。老窝信心十足帮柱子拍起来，拍得他啊啊叫，想跑又跑不掉，老窝抓他像老鹰抓小鸡一样。前后拍打三个月，这村里人人都叫傻柱的，居然跟老窝一起干农活，有条有序，还能跟人开始交流起来。柱子的父母跪在老窝门前，哭得一塌糊涂，老窝这种恩情对他们来说，形同再造。老窝眼泪也掉下来，因为他看到中国拍打术的奇迹，即便隐身草莽，低为贫农，照样可以闪烁出太阳般耀眼的光芒，只要你用心服务好每一个苍生。从此，老窝身边多了个死心塌地的柱子跟班。师父救了弟子一次，弟子却死跟师父一辈子。

小结

拍劳宫，夜无梦。

拍百会，长智慧。

拍肩颈，压力轻。

拍大椎，烦热退。

拍脖子，颈椎治。

拍中府，浊气吐。

拍腋下，邪气下。

拍胆经，一身轻。

拍脸面，美容颜。

拍丹田，赚大钱。

拍三里，大力气。

拍中脘，食积散。

拍膻中，人轻松。

拍上焦，升清阳。

拍中焦，气血活。

拍下焦，降浊阴。

最后拍丹田收功。

第三篇

拍打百炼

大勇经多年的商海打拼，有房有车有存款。

某天一检查身体，骨癌晚期。

大勇呼天喊地、打死不信、愤愤不平，可几家医院都一样的结果。为何老天不给我反应时间，一下就判我骨癌。

瞬间，烟酒、槟榔、熬夜、玩手机、吃夜宵，全部坏习气通通断掉，进入密集的放化疗，一周头发全掉，一个月就瘦得皮包骨头了，由120斤变成80斤，半边身体都瘫了。医院说，病入骨髓，无可奈何，回家尽人事吧。

整个家阴云笼罩，家里人终日忧愁，以泪洗面。

大勇做个决定，给家人留下一切财产，自己孤身一人悄悄离开，打上摩托车，走进他心驰神往的大山深处——白龙古寺。

原来想功成名就后再到庙里清修度假，想不到造化弄人，只能在晨钟暮鼓中了此残生。

他到庙门口时，身体已经动不了，僵硬了，整个人倒在焚香炉前，万念俱灰的大勇感叹道：香还可以飘上天，我怎么就只能倒在地呢?

昏迷的大勇隐隐觉得，整条脊柱骨有热流热浪上下走窜，如龙似虎。

当他醒过来时，才发现寺里的无名老僧，拿热水袋帮他敷脊柱骨。

大勇感激地说，谢谢师父救命之恩！

老师父用缓和又极具穿透力的狮吼音说，救你还要靠自己。

说完，递给大勇一张双手经穴图，上面附有大力金刚掌修炼秘法！

无名老僧随即到白龙寺佛前诵经，像是万事都不关心。

大勇在大众寮房里好像回归到母亲怀中。因为每天有沙弥给他送吃送喝，又有沙弥给他擦身洗澡，原来他骨癌气阻经络，能量不够，加之多次放化疗已杀尽生机，半身已麻痹如中风，40岁的身体比80岁还沉重，如非摩托车司机拿绳子绑紧他，拉他来到寺庙门口，他估计连坐都不能坐。

这白龙古寺里头，可不是白吃白喝的地方。无名禅师指挥沙弥给前来疗养的患者，提供一切吃喝拉撒，样样服务到家。然后每人赐予双手经穴图，供他们研修大力金刚掌，俗称拍掌功，又叫拍手功。

在这里，患者也只能拍掌练掌，因为躺在床上、坐在轮椅，唯一能动的只有手了。如果自己不努力，连这救命的最后一丝希望城池都将丢弃。

1 瘫痪

白龙古寺像大勇这样接受人道关怀的患者居然有几十个。古寺唯一的戒律就是止语。理论依据就是：开口神气散，意动火工寒。古寺唯一修持方法就是拍手，拍手，再拍手。一天拍一万下叫小修，十万叫中修，百万下叫大修。

寺里突然传来惊呼声，欢欣雀跃，“我能站起来了，我能走了！”

原来瘫痪坐在轮椅的老杨头，儿女都把他丢到山里来，他万念俱灰，无名禅师教他拍掌，由小修一万，经三个月努力练到中修十万，突然量变引起质变，今天他有股冲动想站起来，一站如松似岳，一走龙行虎步，精神倍感清爽，通身毫无酸痛感。

瞬间一把戒尺赏在他的屁股上，原来是戒律师傅，怒目圆睁，眼神都会说话。意思是小小瘫痪，站起来会走路算什么？你还不会跑马拉松，这还差远啦。再乱叫，把你赶下山去。

老杨头抑制不住内心的兴奋，在一旁又拍起掌来了。

这白龙古寺是个奇葩般的存在！

2 神经衰弱

白龙古寺除了念佛声，就是拍掌声。无名禅师说，念佛增长信心，拍掌增强体能。理论依据是双手通内脏，拍通经络，气血饱满，身强体壮。

一大富商斥资百万修复白龙古寺，原因是他的孩子手不能提，肩不能挑，瘦骨嶙峋。常年神神叨叨，睡不着觉，医院查是神经衰弱，被学校退了学。

在白龙古寺，孩子经拍掌锤炼三个月，饭量大增，手劲能提起两桶水。从此解脱恶疾的魔爪，过上了正常学习生活。

所以白龙古寺财足物资多，前来的香客、患者、无名禅师不计报酬，全力供养，让他们一心修炼，无一切后顾之忧，改善变好的奇迹自然很多！

3 苦尽甘来

大勇半个月都躺在床上，天天有人来帮他拍身体，长的时侯一天拍八小时，刚开始他半身麻木，不知痛处，居然渐渐知觉恢复，可以下床。

他仔细观摩大力金刚掌心法，又天天对着墙壁上的双手经穴图，居然情不自禁自己开始拍了起来。越拍声越大，越大声越爽，越爽就拍得越猛，他也不知道拍了多久。内外衣全湿，通身舒泰的感觉比小跑三公里后坐下来休息还快意。

大勇百思不得其解，怎么我以前不知道，拍手不是很痛吗？为何我痛过后反而快乐了，难道是苦尽甘来。

往日他吃饭厌倦，今天居然如狼似虎，吃完了还想再来一碗，可戒律师傅伸出木牌，“七分饱”三个字。

原来古寺戒律森严，戒律师傅明察秋毫，连吃饭都管得格外严厉，绝不让他吃撑，伤了胃气。

4 咳嗽

白龙古寺的庭院内松树、柏树挺拔。

有个面黄肌瘦、不断咳嗽的小孩，他的咳嗽声与拍打声一起此起彼伏，原来众人围成一个圈——太极拍，互相帮对方拍背连成一个圆环。

两小时拍完后，孩子风平浪静，听不到半声咳嗽。

像这种一咳就停不下来的，在古寺里头一两天就把他拍好的案例，多得像仓库里的大米数也数不清。

无名禅师解释，这是孩子吃冰冻水，寒气伏在胸肺，形寒饮冷则伤肺，除非把肺部的冰气拍出来，不然会留下中老年气喘痰饮恶病。

5 脱离拐杖

一个月大勇有股冲动想走出来，他发现这里除了风声雨声鸟声经声佛号声，最多的就是拍掌声。见面没有任何语言交流，只有拍掌。

所以连大家走路都一步一拍，大勇能拍到一万下了，他的手已经起几次疱，不但流水还流血。

他心想，反正身体大厦将倾，也不在意两条手破裂出血了，咬牙又死拍。

真是软的怕硬，硬的怕横，横的怕不要命。

他以向死之心，拍到觉得通身上下有条火龙，热流在冲撞，一下子从床上跳起来，沿着卧室快步走，居然不知疲累，完全脱离了拐杖。

大勇心中大喜，我今天能脱离拐杖，我将来是不是能脱离癌症苦海？

我的这个人一小步，会不会成为人类抗癌的一大步？他欣喜若狂，拍得更笃定有力。

6 痤疮王子

白龙古寺清晨，传来一阵欢呼尖叫，“我满脸的痤疮到哪去了？”

接着就是一阵粗鲁的暴打声，原来这满面疮痍、千洞万孔的痤疮王子，号称痤疮毁了他的容，更毁了他的人生，他跳水自杀被救起过。

在古寺里拍打锻炼一个月从来未照过镜子，今天一照镜，简直就像《聊斋》里的画皮，像川剧的变脸，凶神恶煞脸变成洁白干净的脸。

可他的尖叫破坏了寺院的平静，立马被戒律师傅痛打一顿，他们是无情执法又身怀大爱的极品戒律师，他们手下绝不会留情，但心中永远流淌温情，以菩萨心肠行霹雳手段。

痤疮王子说“我知错了”，又一阵乱棒，因为连“知错了”都不能讲出来，痤疮王子赶紧拍掌闭嘴，这时粗暴的棍子才停了下来。

大家已经习以为常了，见怪不怪，只有这些新来的修士，才会老犯这些招打的毛病，而痤疮王子被打得心花怒放。他心中想，只要我痤疮没了，就算你打我，我都哈哈笑。

7 眼睛变清

大勇本想走出卧室的，被戒律师挡了回来，原来日拍不过十万的是不能出房的。鸡蛋成熟破壳而出，叫生命；不成熟而出，叫食物。

以前大勇最喜欢跟狐朋狗友喝酒，喝冰饮，导致他左眼红肿，视物昏花，中医叫作冰气蒙肝、冰封目珠。他的近视一步步加深，没有眼镜几乎没法走路。但最近大勇天天一身汗，疾病靠边站。努力拍到五六万一天，大勇觉得眼珠子都能流出汗水，不，那不叫汗水，那叫冰疙瘩在眼里融化。

他晨起刷牙，居然不用再摸眼镜，本来脸要挨到墙壁上观察手穴图，居然坐在床上就看得一清二楚。

大勇心想，不会吧，我视力怎么可能恢复？他又狠狠地拍了起来，发现越是硬拍，清晨起来眼睛就越明亮，这叫“汗出双目清，事事看分明”。

8 闪腰

白龙古寺新来的修士，这里统一将前来特训的人，不论有病没病、病轻病重，通通不叫患者而叫修士，名相不同，承载的意义也不一样。

叫患者，必有自卑的心理阴影，受他人救助；叫修士，说明你是搞修炼，自我主宰命运，像个士君子、武士。

在白龙古寺从不会帮你治病，只会教你修身之法，你锻炼后得到好效果，是你的汗水和福源、祖德。

这修士闪了腰，动不了。白龙古寺的小沙弥们现场教他拍手，使劲拍，原来手上有腰部反射区，半小时不到，修士已经自己站起来，呼吸深长，额汗淋漓，在地上来回走几圈，闪腰之痛无影无踪。

众人继续练拍手，逐渐治愈，一天效果，大家没看见，还是早已习以为常。

这里不接受你的赞美声，不收容你的惊叹表情，不标榜你身体长进有多大，只干一件事，那就是努力地拍掌。

9 颈部骨刺

大勇颈部以前长过骨刺，站在原地，脖子要反过去看背后，绝对做不到，几次他都想动手术把骨刺拿掉。

早上洗完脸，大勇雷厉风行，开始练大力金刚掌。

当大勇拍到脸热身热脚热时，情不自禁将头往后摆，像回龙固柱一样，居然轻松不用转身便可以看到后面。

颈部的骨刺，经过数月的修炼，像修指甲一样修没了。

他左右摇头，脖子旋转的幅度大得超乎他想象，他不知道骨刺就是骨头生锈，拍手就是气血冲击，海岸边的石头都会经历惊涛拍岸，石头被冲击磨掉，身上密度小的骨刺骨锈怎么禁得起气血如潮汐般地来回冲撞呢?

大勇心中再次乐开花了，身体好转的感觉，让他对大力金刚掌修炼的信心无与伦比地膨胀。

10 精神憔悴

白龙古寺有一个女修士，头发蓬乱，精神憔悴，她没来古寺前因离婚、月经闭塞、精神错乱想不开，数次割腕投河，皆未死成。

一个月的拍掌训练，她今天起来一反常态，梳妆洗脸，举止从容、行动安详、神采奕奕、红光满面。

原来堵塞的月经禁不起连续的拍掌冲击，一下子气海冲开，恶血下排，神清气爽，魂魄安宁。

当有修士还大惊小怪，昔日精神错乱，今朝行动如常，若非上仙下凡，何来妙手回春?如果说有妙手回春，那这妙手就应该是大力金刚掌?

据说大力金刚掌练到一定程度可以开山裂石，以手铲土，耕田锄地不用锄，区区血海里的淤血块，怎么可能挡得住大力金刚掌。

一个月才把精神疾患治好，这在无名禅师的眼中已经是丢脸的事了，在常人以为非凡之举，在高级的修士面前居然像瓜果蔬菜一般，稀疏平常。

11 五更泻

白龙禅寺的奇迹从来就没有停过，这些奇迹激发了大批的病苦苍生，要上来灵山庙宇成为修士。

是奇迹让他们充满信心，是充满信心让他们消除恶病，是消除恶病又制造了批量的奇迹。

大勇每天起来都要连打十来八个喷嚏，如果晚上不盖被子的话，必定起来第一件事是冲向厕所——五更泻，拉得一塌糊涂。

可他发现，近来拍手功一举冲破六万下时，鼻子开通得似向日葵，信心高涨得如朝天椒。他晚上忘记盖被子，起来浑身温热，不觉凉冷，他想等打完喷嚏再去刷牙，可是千等万等，好像等新娘轿子一样，怎么等不来呢？

他以为上厕所一定拉稀水了，谁知大便成形得像香蕉。他就琢磨我的肠炎、鼻炎跑哪去了呢？此时唯有快马加鞭，继续练习，因为他实在解释不通，身体似乎自动在修复。

12 膝盖旧损伤

又有一位老修士，他今天准备下山。上山时愁眉苦脸，下山时笑脸如花。上山时拄拐杖上来，下山时拐杖已经被他烧掉了。

原来修士是膝盖骨老损伤，蹲下厕所一定站不起来，没走多远路就会软脚，吃了大量补肝肾之药身体也不吸收。

可在白龙古寺练习拍掌一个月。日拍夜拍，日夜不停拍；早练晚练，早晚坚持练。

现在不但膝盖骨行走不软不痛，提两桶水都稳若泰山，连多年的头痛耳鸣之病，像打扫卫生一样，一扫而光。

当他欢喜地向无名禅师报告自己巨大改变时，谁知无名禅师淡淡地说，你的改善充其量就是大海边捡个贝壳当欢喜，海底深藏的宝藏宝库，还须进一步深修方可获取。

无名禅师就是这样，来而不迎，去而不留，是为不滞。他居然不动干戈，却让寺里外的修士，身心逐渐太平。

13 背痛

在寮房里传来声威震天的拍掌声，这声音带着惊喜、感动、果敢、自信。

原来这位何修士天南地北求医访药，皆未将自身的背痛治掉。他早年跟人斗殴，背部被板砖砸伤，断了骨头，骨头断处虽经复位，却常年隐痛，彻夜难眠，只能趴着或侧着睡，常年被病苦折磨得心灰意冷。

通过苦练大力金刚掌，他感到手臂力量加强，三个月的百日筑基，密练不息，背痛居然彻底消失，仰卧也能轻松睡着。

何修士不禁豪气干云，真是无病一身轻，功夫不负有心人啊！

他突然萌生了一个想法，我不能只拍掌到健康就停住了，考及格没什么好高兴的，我要考90分，我要强壮。

最后何修士居然拍了半年，练到掌声震天，冲破云霄，身上半点疾痛都没了。

14 惜福水

大勇的拍掌，已经突破日拍七万下了，现在一口气拍一小时，不到汗流浃背不停止。

寮房上有句座右铭：天天一身汗，病痛靠边站。一旦不出汗，拼命找药罐。

无声的言教，给予了他无穷的力量。

昔日大勇只要超过两碗饭，胃一定会胀痛得半天缓不过气来。他今天破天荒地多加了两碗。原来寮房沙弥很会察言观色，看你体质上去了，自动给你打多点饭。这四碗饭吃下去，最后还加了一碗惜福水。

寺庙所谓的惜福水，就是吃完饭后，往碗里倒热开水，将油腥与饭粒刷洗下来，一起冲到肚子里去，代表惜福，要惜到点点滴滴。

常人只知粒粒皆辛苦，庙宇严格到半粒皆辛苦。

大勇回到寮房准备等着胃胀痛，千等万等，胃怎么没胀痛？四碗饭加一碗水喝下去，如泥牛入海，彻底消化，恨不得回五观堂以及寺庙的饭堂，再干它两碗。

大勇只能这样解释，大力金刚掌这拍掌功把他胃口都拍开来了，从此居然不再需要半粒胃药。

15 尿道结石

方修士得了痛风关节炎，据说尿道还有结石结晶，关节没有一处不痛的。

他抱着半信半疑的态度，想住进白龙寺成为一名修士，问修士须知要具备什么条件，沙弥举起牌，一言不发，展示九个字：管住嘴，拍起手，迈开腿。

当方修士拍半个月达到日拍三万时，有次尿尿，好像觉得有条小鱼从他尿道溜下来，一看原来是尿道结石掉在了便盆里。可能是膀胱尿道的结石被拍松动，像风化的岩石，被崩掉下来。

方修士先是大吃一惊，随即喜出望外，现在尿尿好通畅啊，不痛啦。

无名禅师见状，目瞪他一眼说，吃喝拉撒是件平常的事，有什么好得意的?

方修士不敢作声，心中却默默想，这老头子肯定是没有结石尿痛过，真不知道排尿顺畅是多么幸福。后来通过三个月练习大力金刚掌，痛风尿酸高的毛病全部好了，检查报告让你不得不信，关节不再疼痛，让你觉得这不是做梦。

16 拍打加药酒

大勇想起医院医生看完他检查报告的神情——这病，不会超过三个月了。

可现在半年了，大勇自我感觉良好，不知是不是因为拍打的剧痛超过了病苦的疼痛，他这段日子手痛脚痛都没当回事。

武术家讲：酸多练，痛少练，麻不练。

从麻木要人服侍，到拍打疼痛，再到最后突破日拍八万，手每天酸得要在药酒里头泡。

他不知道白龙古寺的药酒是什么天材地宝构成的，不论再酸再痛，晚上泡过后就能轻松熟睡。

原来这白龙古寺的百年药酒方是各大门派垂涎三尺的秘方，据说当年方世玉洪七公他们能转瘦弱为雄强，凭借的就是药酒拍打。

这药酒能舒筋活络，增强内力，只要药酒上手，拍起来特带劲。

一般地方拍打手痛了十天半个月难好，可在古寺三天好都算慢了。

大勇在洗澡间不经意看了自己两只手，以前留下的那些皮肤黑斑，无论怎么洗洗不掉，经过这千锤百炼拍打后，居然通身皮肤像换了一样，嫩滑光泽，暗斑消失。

他会心一笑，知道胜利在望。

17 前额痛

龙修士没来庙前时，在冻库工作，常年前额痛，久治乏效，最后痛得连开车都身不由己，便将工作辞去。

白龙古寺认为“艺高人胆大，胆大艺更高”。众士僧众参禅修佛，学医练武，身强体健，那是没得说。

龙修士刚来时舍不得拍，不敢下大力。

几个沙弥拿木杖，像梨花带雨一样星星点点，落在他的身上，打到他毛孔喷汗，身子体验从未如此深刻。

大睡一觉起来后，前额痛不见了。

他欢喜地说，早知这么简单，我早就上山了。

白龙古寺古训一直认为，众生之所以得病，因为不肯劳其筋骨，在苦难选择逃避，苦难这条“恶狗”就会对你乘胜追击。大胆地拍起来，努力练习大力金刚掌，胆子一大，武艺立高，功夫一高，病痛就没那么嚣张了。

18 犯困

大勇以前每当中午时会困得眼皮都睁不开，时常走路都犯困，恨不得趴在草地上，但愿长睡不醒。

原来这是能量气血虚，脾胃功能退，这段时间他突破一日八万拍后，觉得每天睡七小时足矣，白天清醒时不再昏沉打盹。原来睡魔怕拍打，昏沉怕大力金刚，懒洋洋怕流汗。一大力拍打流汗，昏沉的群魔如群狼遇虎，纷纷撤退。

大勇照镜子时，发现以前自己双眼眯成一条线，似乎眼皮有千斤重，要瞪上去又不够力；现在眼睛一瞪，精充神旺，水灵饱满。油足则灯亮，电充则光远。视力的进一步恢复，让大勇感到欢乐无比，不禁心中一默念，你一定要找到那个能让你心中精进起来的人，即便是万水千山，仍旧马不停蹄。

19 咽喉肿瘤

白龙古寺石修士愁眉苦脸，他病了，病得很重，咽喉有一个肿瘤。医生说要开刀取掉，但有危险。无名禅师认为，天地间除了懒散外，并无其他更大的恶病了。

在这个古老的禅寺里，只有拍打供养，修炼陪伴。连你担忧自己身体的时间都没有，这里没有恶病，不流汗才是唯一的恶病；这里没有恶人，只有不精进是最大的恶人；这里没有难过的坎，不专注地练，是最大的难坎。

石修士开始练习拍打，一天由一万下到二万、三万下，手掌拍出血来了，无名禅师说，真修是流血不沮丧，拍手信念不破。

面对恶病山，不喜亦不惧。

该练还是练，从来不忧虑。

结果石修士经三个月的特训，来的时候脖子肿得像个鸡蛋，走时正常得让你看不到他喉咙有问题。医院检查说，肿瘤已萎缩不用再做手术。像这样皆大欢喜的案例，真是不胜枚举。

20 漏财手

大勇有意识地拿出以前的照片，发现自己的漏财手怎么变成宝财手啦。原来以前捧一捧沙在手掌上，沙就会从指缝间隙漏下，算命先生说此手无福气，最漏世间财。可至八万拍打热练，他蓦然回首发现和掌时，掌中的漏孔缝隙居然密合无间，看不见。

大勇觉得最近看什么都顺眼，以前听到一个噪音，或看到他人冒犯，肯定会吹鼻子瞪眼，以牙还牙，以眼还眼，现在宰相肚里可撑船，将军头上能赛马。

他居然自发帮同修倒便尿。同修指使他，他也逆来顺受，换做以前他早就暴跳如雷，跟着他对着干了。

现在大勇心中只有一个念头，白龙禅寺给了我二度生命，我除了使命报恩，不作他想。

原来久拍久练，把手指经络拍粗拍大，心量心胸也随之变大。

溪水整日哗哗响，因为他狭隘；大海从来不喧哗，因为它宽广。

通过拍打将身子练大，胸量随之而宽，福气迎着而来。

原来勤练大力金刚掌拍手后，能明显消除暴力倾向和牛脾气。

21 糜烂性胃炎

石修士拿着检查报告，是糜烂性胃炎、胃穿孔出血，连坐车去超市都要带胃药。二十多年没断过胃药，也没断胃病，他自言自语，吃药的钱已远远超过吃饭了。

无名禅师说，病苦多年，只因欠打。

此话若出自凡人口中，必会被讥笑找骂，可无名禅师义正辞严，字带风雷。合理的拍打，可以让你将胃药束之高阁，不再靠它。

经过半个月的狂拍猛打，石修士天天汗流浃背，日日气喘吁吁，拍打如火如荼，鼓掌热火朝天。这段时间他没吃胃药，胃病也没犯。

他大悲大喜，流下眼泪。可悲的是太晚遇到老禅师，要是二十年前遇到，就不会把胃搞得千疮百孔；可喜的是，现在终于遇到老禅师了，如果现在没遇到，后半辈子将痛苦不堪。

从此胃酸胃胀胃痛，居然一去不复返。真是“少年拍打正当时，老年拍打练功也不迟”。

22 耐力大增

大勇自从练习拍掌功以后，感到人变年轻，似乎恢复了十多年前的体力耐力。以前生病后别说站半小时，就是坐半小时都会累；现在不但站，就连边站边走边拍打如此强大的付出，居然没有感到累。有时一上午四小时不休息不坐下。

拍完两万下，居然不显疲惫，连午睡都不用了。体能耐力只能用突飞猛涨来形容。以前洗下冷水，吹了冷风，肚子就冷痛；自从拍打后，即使偶尔淋了雨，居然也能水湿不侵，寒风不进，非但不肚子痛，在雨中拍打居然像泼水节那样好玩，内心充满了喜悦，难以言语。

大勇现在每天容光焕发神采奕奕，人家都说修炼的日子很苦逼，大勇却觉得通身都欢喜，实在不知道用什么礼物来表达邂逅拍掌功的奇迹，看着墙上的练功格言：

苦不计寒暑，昼夜勤练武。

到老无忧患，最终必成功。

大勇深信不疑了。

23 颈椎病

大海常年伏案工作，得了严重的颈椎病，脾气暴躁，后来病重到头晕目眩上不了班，就请假到白龙古寺体验修士生活，他觉得换个频道生活可能会更好。

就像你不喜欢看这个节目，就用遥控器换一个；你不想吃这个菜就别勉强自己，换个菜； 你不喜欢读这本书，换本轻松加愉快的；你不乐意过俗世羁绊的生活，为何不尝试下清修的日子?

结果到白龙古寺后，经一周的饮食有节，起居有常，拍打过万，大海的颈椎病完全好了，可以轻松回头返顾，也不弯腰驼背了。拍打能壮胆，胆壮自然脊梁骨内正，所以《黄帝内经》把胆当作中正之官，专治疗不中不正之病。

几乎没有人能发现这个医学秘诀，通过壮胆能让脊椎骨中正、挺拔，因而避免弯腰驼背的纠缠，而拍打无疑就是最壮胆的修炼之法，但见墙壁上拍打心诀曰：

下下能将胆壮大，声声能令人振奋。

不信鞭炮一打响，林间禽兽不见身。

大海怀着喜悦、满意之感，恋恋不舍下山去了。

24 大力金刚掌秘诀

大勇翻开大力金刚掌秘诀，开篇即写道：

无论身患何种疾苦，不管受多大委屈，莫犹豫、莫迟疑、莫偷懒、莫泄气。当下立刻马上拍起来。

常常数日之间能将痛苦拍去大半，数月之间能将身体转弱为强，数年之间能将心性拍到喜乐自在、舒适安详。

鼻塞之人拍到额头流汗气就通了，昏沉之人拍到呼吸深沉睡意会全消，血脂高之人拍到双手滚烫相当于燃脂，手麻脚酸之人拍到皮肉红扑扑，一两个月酸麻之症俱消。

高血压的人拍到深呼吸，血压就下降。血压低的人拍到透长气，血压就稳定上升。感冒的人拍到内外衣湿掉，感冒立好。

酒醉之人，可自拍也可他拍，总之拍到汗流浃背，醉意全消；焦虑着急的人拍之后会和缓；心存恶念之人拍完后会光明。

大勇看到这大力金刚掌如此多好处，真是觉得“相见恨晚”，若早知道，病也许就早没了。于是，他心中居然燃起一股愿望的烈火。如果我能拍好自己的身体，我一辈子就只弘扬这一条法，让更多像我这样走投无路的人能柳暗花明。

25 肝囊肿

雄哥得了肝囊肿，吃了半年药，囊肿非但不小还变大了，医生建议做手术了。

雄哥说：慢着，我还要做最后尝试。于是放下手中所有俗事，来到白龙古寺，跟着大力金刚掌团修练拍掌功。

刚开始拍半小时，他就气喘如牛，汗流浃背。拍到一个月后，居然一口气拍一万下，两小时下来不坐不卧，不觉苦不觉累，三个月他已经达到日拍十万的功夫。

其间他偷偷溜出寺外到医院检查，高兴地拿检查报告回来说，他的肝囊肿没了。

结果换来戒律堂的一顿猛揍，来到庙里居然不守庙里清规戒律，不打报告就偷溜下山去。

雄哥虽被打但也偷着乐，哈哈笑说：即便打烂我屁股，我肝囊肿好了，不用开刀我也值。

在无名和尚眼中，“什么叫肝囊肿？我不管他，我只知道气滞血淤，百病丛生，气通血活，病消即没；这里只关注如何让你气通血活，从来不管你的病叫什么，不管敌人叫什么名字，我就一个字——打。”

26 生活回到解放前

大勇在白龙古寺里真是天天清斋淡饭，面都是少油少盐，菜也是清汤寡水。

不了解的人还以为，这生活简直就回到了解放前。

虽然汤里头没油没腥，但每个人都吃得如狼似虎，似乎大鱼大肉的诱惑也没有这么生猛。

无名禅师认为吃饭不生猛，正气吞噬邪气就不够厉害，大将军要能食才能战，免疫细胞要能纳得进粗粮才会粗壮，这里红薯是带皮吃的，苹果连根蒂也得嚼进去，桔子必须连桔子皮都吃掉，马铃薯从不削皮煮。

常人以为节俭，不必如此苛刻，可五观堂的厨师沙弥们却始终遵循千古戒律——施主一粒米，大如须弥山。今生不了道，披毛戴角还。

倘若你有一分浪费，小心你来世做牛做马。大勇刚开始难以咽下带皮红薯，自从他吐出来的根蒂被旁边的沙弥接过去就吞掉了，他从此再也不敢吐半点食物。

现在大勇知道好处了，以前三五天一次大便还困难得要命，臭得自己恨不得在里厕所是坐火箭炮冲出来。现在上厕所绝对一分钟搞定，一天一次通畅无比，像盘里走珠、雪上溜冰那么滑溜，最恼人的癌症、便秘就被这粗粮加粗糙拍打治得服服帖帖。

27 暗斑

小宣满脸都是暗斑，让她生无可恋，听说白龙古寺能令死而生，可以找回自信，她便尝试加入了拍手团。不过她比较偷懒，一天才拍一万下。七天后斑迹就像油污在餐桌上被抹走了，在小宣心中阴影被彻底拍走，洋洋得意，觉得世间没有比这更神奇，如果众人皆学到这手，那不知节省多少医药开支。为了将好方法让更多人受益，小宣请教于白龙禅师，何以拍打有如此奇效。

白龙禅师说，手上有穴位与反射区数百个，个个都联通神经、血管、经络，一旦拍打就像键盘一敲，屏幕就亮了，手上气脉一震荡，十二经络立马随之循环。

震荡越持久有力，身体的阴寒邪气越能通过汗孔喷出去，正如你在池塘的中心拍水，所有的枯枝落叶都会被震到池塘边上。

你双手一拍，一切囤积在内脏的邪气都会被震荡到皮肤表层，这叫停船靠岸。像脂肪瘤、肝囊肿，脸上长的斑通通被融化成汗酸流出体外。

小宣即便没学过医学常识与穴道文化，这番开悟之言也令她欣喜异常，她后来迅速成为一个自利利他的拍打神手、保健能人、苦难救星、恶病杀手。

28 做手心向下的人

大力金刚掌专门提升自身阳气，无名禅师一再强调癌细胞是一种厌氧细胞，身体越是紧张焦虑，氧气量越小；而生长环境越缺氧，肿瘤细胞生长繁殖就越来越快。

猛烈地拍手就像鼓风机一样，呼吸量越大，氧气就越充足，正常细胞开心，癌细胞就难以施展拳脚。大勇自从拍打突破九万下后，眼花变明了，脾气暴躁转和缓了，关节痛没有了，便秘、口臭也消失得无影无踪，每一个症状改善都让他充满斗志与希望。

疗效是支撑你拍下去的动力，理论是你坚持到底的依据，最近大勇发现自己身不由己想干点事。当人气血不足时会拼命寻求他人帮助，一旦气血充足自动想去付出，原来越靠近拍打十万大关，越像破茧的蛾要展翅飞翔了。

大勇自动充当古寺的劈柴手，因为每天需要大量的柴火做饭菜煮热水。从被人服侍到主动供养服侍他人，大勇最大感受是原来能服侍供养人是一个大福气，远比被服侍照顾要好。

他抬头看庙宇墙壁显眼位置的一句座右铭：要做手心向下的人，不要做手心向上之人。助他人一臂之力，远胜渴望得到他人的扶助。

29 感冒发烧

小清十五六岁，近几日感冒发烧了，大家都以为慢性病调理拍掌功有好功效，急性发热病不在拍手对治范畴。

可谁知无名禅师让小清大力地拍，本来感冒发烧就浑身酸痛，很难忍耐，还要拼命大力地拍，拍到双手乌青、通身汗出，大家都有些担心。结果拍完后小清非但没有烧坏，反倒通体舒泰。

对付急性发热病必须用力拍，越不怕痛，好得越快。

孩子如果拍不了，大人可以给孩子拍，即便痛得眼泪直流，鼻子酸酸，但这种痛只是一阵子，练功的好是一辈子。

在大力金刚掌手册中提到拍手疗法，提升的是免疫力，对平常吹风就感冒之人特别有效，免疫力要靠吃苦锻炼出来，免疫细胞就像人体的军人卫士，要戍守边疆，就必须能禁得起风吹雨打，练习拍掌功大力金刚掌能明显提升人的抗风寒能力，提升免疫细胞耐寒暑的本领。

故而感冒鼻塞咳嗽病已成，拍打可加速痊愈，病未成拍打能减少人生病的次数。拍手功真可谓是有病治病、没病防病的绝妙内壮术。

30 拍打十条

大勇打开金刚掌秘籍，上面有拍打注意事项：

1.山林茂密之处拍打好，此处氧气足，含有草木精华，朝气蓬勃能带无限生机。

2.拍打声音清脆响亮为妙，越有穿透力响彻云霄，拍打功力越高。

3.拍打时十指张开，击打面积广泛360°无死角，拍打像房屋大扫除那样效果最好。

4.恐噪音影响相邻，故选择无人之处，既不打扰人又不受人打扰，能一条心一根筋拍打效果好。

5.坐着拍打可缓解气闷，站着拍打能增强腰马，边走边打行云流水，气通血活，神清气爽。

6.功夫到，滞塞通。拍打讲究时间数量的积累，才会有质量的突破。

7.拍打必须拍到出汗，无汗没效果，天天一身汗，病痛靠边站。

8 .随时注意补充温开水、豆浆、姜枣茶、果汁，水分足才能将病理产物彻底融化送出。

9.招法千般巧妙，让你睡个好觉，早睡早起没病惹你。

10.需有无上的自信方能发挥无上的效果。半信半疑者，只会半途而废。

大勇每天都通读这拍打十条，堪称烂熟于胸，句句入心，字字不漏，因为他已经从中得到利益了。

31 脱肛

一患者脱肛，越劳累脱肛越厉害，他起初不相信自然疗法能自然康复。好几个人都跟他讲白龙古寺的好，他便去尝试加入拍打群，每天拍千下，一个星期脱肛就拍好了。

无名禅师说，他这是胆小怕痛，若不怕痛狠狠拍，正气提起来三天就好了。有些人很怕痛，只愿轻轻拍，就需要更长时间来拍手，像钻木取火，勇于钻的，短时间就开火；不勇于钻的，拖了好久，火光都不旺。

母鸡遇雄鹰勇猛如大鹏，信心若精进，哪怕恶病侵。

奋力地振翅吓坏了老鹰，拍掌像翅膀，勇拍一定行。

后来据说无名禅师曾经路过小山村，见一只母鸡带七八只小鸡，老鹰扑下来正欲抓小鸡，母鸡浑身毛发直竖，雄赳赳气昂昂，打开翅膀冲上去战老鹰，一举将老鹰赶跑。

无名禅师感叹道：原来使力拍翅膀，双手便能获得与众不同的力量，能将病痛的恶因驱赶到天外去，这有点像咏春祖师五枚师太观蛇鹤相斗，而领悟到咏春精髓。

32 月牙

拍掌功终于冲破十万，大勇兴高采烈，他发现了一个奇迹，原本他手指上月牙已经被放疗切割到长不出来，今天偶然一看手指月牙蹭亮，像初升的太阳。以前指甲从未长出，因为一长就脆断，现在几个月未剪指甲，指甲硬梆梆、拗都拗不断，这应该是“筋骨坚固，指甲硬气”。

无名禅师认为指甲硬乃是抵抗力高的重要体现，老虎、猫、老鹰指甲锋利就有强悍的生命力。某天指甲软化、脱落、不爱长时，就表明这些禽兽已经衰老，快退出天地舞台了。

无上智慧的无名禅师，他观察万物爪甲是具备强悍生命力的，便通过修炼爪甲，拍手来提升躯体驱邪吞病能力。据说老鹰的爪撕不开牛皮时，它就再难飞得高、活得久了。

爪甲乃是免疫力的盔甲与长矛，盔甲一脆，长矛变钝了，你想飙悍都飙不起来了。看到手上光鲜透亮的月牙成长，大勇胸中升起更加澎湃豪迈的自信，他已经一步一步逐渐走出骨癌的深渊了。

33 青光眼

青光眼的张老师，连续换了几家大医院，医生检查说眼压太高，张老师不死心，我这么努力像蜡烛一样燃烧自己，怎么还会得这种恶疾?

校长特别给他放假，老张就来到白龙古寺，每天跟拍打群拍手三万下，日子过得很舒适，一天天慢慢觉得眼睛不胀不紧，他渐渐喜欢上了这种看起来单调，其实叫简单的生活。

等他下山一拍片检查，青光眼好了，眼压也正常了。

老张说，还是我在身体上花的时间太少了。车开久了要保修，身体用久了也要保健。拍打疗法是保健方法中顶级的存在，他眼睛好了，连多年的头痛一并也好了。

老张把心中的惊喜与体验传播到学校，学生们跟着下课练拍掌功。已近视的学生没发展下去，快要近视的截断了近视的进程。

他不解，眼保健操要做眼睛，怎么光拍掌，不用按眼眶就能明目呢?

当他打开手掌图时才发现，人体手中就有五官七窍的反射区，拍掌就能发汗开窍，让人聪明灵巧。

34 增重

一年下来，大勇终突破日拍十万下，他到体重秤上一称，原来得骨癌皮包骨头剩下80斤不到，经过这一年的拍掌功，虽没有大鱼大肉，只有粗粮杂粮，但身体却长壮了足足40斤，曾经掉到深渊里的信心，也像体重一样升起来了。

原来粗茶淡饭加拍打也能长壮。自从大勇练习拍打疗法后，平时不爱吃的东西，烂菜叶、红薯皮、焦锅巴，以及隔夜的包子，通通吃得津津有味。

大勇切身体会，要想让身体壮，不是要吃得有多好，而是你胃口修得有多好。

无名禅师曾讲一案例，有一婢女专吃大小姐的残羹剩饭，这婢女每天要劈柴浇菜，端茶倒水，帮大小姐按摩搓脚，结果大小姐吃好、穿好、伺候好，却长得骨瘦萧条，而婢女吃剩喝剩的，常常肚子填不饱，却长得红光满面，手足温暖，筋骨强。

因此白龙古寺拍掌团的重要理念是，不经过拍打炼化的营养是难以被身体充分彻底消化使用的。

35 脚水肿

一位出家师傅，曾住过茅棚苦行过。

还在大丛林打禅七，居然也得了半边脚水肿，行动不便。

当他参访到白龙古寺，无名禅师说，我除了巴掌外，没有什么好供养你的啦。

这位号称全国都参访过遍的出家师傅，被打得呱呱叫，半个月居然将拐杖扔掉，酸痛麻的手脚统统变好，行走艰难的现象彻底得消。

这出家师傅千疑万惑不解地说，我念佛打坐功夫一流，却业障缠身，病痛折磨，怎么接受拍打好得如此快？

无名禅师说，外圆内方，处事大法，身动心静，益寿良方。

拍打就是身动心静的绝佳修法，它让通身气血活跃流动起来，气行血活水肿消，越拍打心越开朗，越开朗人就越平和。

平和的心加上运动的身，就是健康长寿，若真信因果，便能践行此道，这位出家师傅拜谢而去。

从此游山玩水，四处参访，传授拍打奇术，惠人无数。

36 大愿力

一年说长不长，说短不短。

大勇突破一日十万拍后，无名禅师允许他下山，向家里人汇报近期硕果。这不下山不知道，一下山举家吓一跳，医生下巴都快往地下掉了。

因两家医院都得出同样一个检查结果，骨癌停止扩散，癌的活火山变为死火山。

身体原本扩散的地方被组织包裹钙化，病灶点在萎缩。

这时举家欢腾，大勇看着泪流满面的父母，还有为他心碎憔悴的妻儿，咬咬牙说：你们放心，我一定能攻克这个病。

全家人都流下感动的泪花，大家看到大勇长壮几十斤后，心中像秤砣一样沉淀下来，他们相信这个奇迹。

大勇说，如果我身体完全康复，我要承担上天的使命，践行拍打功一辈子，传播健康福音，普及长寿活法，家里所有人拍手支持。

人生有大愿力，而后有大建树，承启这个大愿力，就会有大变化。

37 五十肩

趁着回家走访亲朋好友，连以往的同事都来道喜，想听听大勇的奇缘经历。

大勇说，你们有谁颈酸腰酸膝伤腿伤的吗？

邻居老王患了五十肩，已经十年了，说："我这是六十肩了，不知换了多少医院，膏药贴肩膀，肩膀都贴黑了。你的骨癌都治好了，我的肩周炎应该是小菜一碟吧！"

大勇连忙帮老王从头拍到脚，展示一次360° 无死角全方位拍打功，这是白龙古寺运用中医天人合一、整体观念独创的通体拍打功，治疗通身疾患。

"你实在不知道怎么拍打，就从头拍到脚吧。好比你实在不知道家里怎么清扫时，就从天顶一直扫到楼下吧。虽然时间长，费的功夫多，但是扫完后一定会很开心，住得很舒适。"大勇叮嘱老王。

想不到当天帮老王拍完后，老王肩周疼痛就好了，连续拍半个月，老王肩周炎不再抬头恼人了。

拍打功把肩周炎治得服服帖帖，而老王对大勇更是服服气气，因为他肩周的乌青瘀暗也被拍没了。

38 皮肤瘙痒

老王妻子如花，常年手掌皮肤瘙痒，大便秘结，百药乏效，已经吃药吃到怕了。

大勇教如花拍大力金刚掌，刚开始如花真像花瓶，不敢下手。

大勇说，对疾病纵容就是对自己残忍，我也是明白了长痛不如短痛的道理，才咬牙切齿拍到底。

怕痛痛一辈子，不怕痛顶多痛一时。

如花咬咬牙狠狠拍起来，因为你不狠，会被猴子母猪欺负，你一狠豺狼都为你让步。信心不勇小病缠，信心英勇大病散。

三天拍得如花手热辣辣的，什么痒感也没了，气血彪悍，大便通畅，手上还拍出水疱排毒，便秘之病也一去不返了。

就连平常憔悴的脸也变得红扑扑，如花大喜，感恩涕零，高兴地说，真是跟上了好邻居，身体都变好啦。她亲身体验，千金买宅，万金买邻。

一个好邻居、好师长、贵人，给你带来的好处根本不是一间房屋的价值能够衡量的。

39 头痛

回到家里，非但没拖累家人，还大展绝技，好像被人欺负的小家伙到少林寺，勤修苦练后，回到家乡还主持正义，打抱不平，出手救人，这个逆转一下子让大勇昔日的亲朋好友纷纷登门拜访。

一个放化疗后头发掉光光、大肉已陷的人，怎么通过一年的仙履奇缘变得身强体壮、满头乌发油亮重生？

周围的人开始慕名前来拜访。

有个叫小丽的，舟车劳顿，又偶感风寒，头痛得眼睛都睁不开。

大勇帮她努力拍手半小时，现场头痛就好了，眼睛也睁开了。

大勇说，在古寺里但凡头痛就劝他拍手，努力拍到汗出如洗，几乎头痛都能痊愈。

一次不行两次，两次不行三次，坚持没有不胜利的，没有什么比现身说法和现场见效更能让人佩服的。

40 坐骨神经痛

卖水果的童姨，每天天没亮就得迎着冷风，去市场批水果，一坐在摊位上就一整天，后来得了坐骨神经痛，消耗掉了她一半的水果摊收入。

大勇说人如果没把握住健康，努力挣的钱恐怕都是医药费，而健身内壮功，拍手掌排第一。

一是拍手简单有效，二是拍手无毒无副作用，三是拍手不限时间、地点、人群、天气、姿势，你可以趁没人来买水果的间隔来拍手，你可以在轮椅上拍手，你可以在公园边走边拍，行拍坐拍，随心所欲。

结果，童姨拍打半个月后，不论起坐卧走，坐骨神经没再痛了。

童姨说，我原以为这是小孩子的玩意，拍拍手呗，根本不相信能治好坐骨神经痛，但事实却是真得好了。

41 痛风

童姨的丈夫得了痛风，血尿酸高到七八百下不来，经常夜间痛得啊啊叫醒。

童姨帮他用活络油揉，开始能缓解一下痛，后来干脆耐药没效了。

一想起自己坐骨神经那么痛，都能拍好，为何不试试给丈夫拍呢?

初试，只要晚上睡前拍半小时，彻夜好睡眠，中途不惊醒。

童姨以为，这也只是治治标而已，一个月后叫先生再去做检查，发现尿酸掉到400mmol/L以下，正常了。

拍打疗法厉害之处，不是简单地将病治好，它居然能增强人的体魄，使人变得强壮。

世间的药物大都负责减轻病苦，而拍打的眼界目标，绝不仅在于治疗疾病、缓解痛苦这点小愿景；而在于身强体壮、龙精虎猛这个大志向。

自从邂逅拍打功后，童姨整个家庭喜气洋洋，生意兴隆，家人都精力充沛，丈夫升职又加薪，真是气场拍大以后，事业都随着水涨船高。

42 乳房胀痛

春姨多年都有乳房胀痛，动过一次手术后，另外一边乳房又长结节。

听说肝气郁结后，不把肝郁拍散，身体、乳房会结块，咽喉、脖子、子宫、卵巢都会结块。

割掉结块就像掩耳盗铃之举，于事无补，还会招来身体正气亏虚、病气群殴、邪气围攻。

自从大勇将拍打疗法带到小区来后，小区的人都不跳广场舞了，开始练起拍打操来。

拍了一个月，让春姨愁眉苦脸多年的乳房结块、胀痛消除，硬结萎缩。

她不禁感叹到：勇哥勇哥，为何你不早点学到这奇术，让我逃离开刀之苦！

43 头痛常年感冒病

柳爷常年感冒流鼻涕，天气一转凉，准听到他第一个咳嗽，经常彻夜咳嗽，把小区孩子吵醒了，还经常被投诉。

柳爷说，我也不想啊，谁叫这老慢支偏爱于我？刚开始柳爷觉得拍打好玩，也就跟着练了起来。

他坐在公园凳子上，边晒太阳边拍，大家停下来了，他还在拍，人老体弱，拍得力不大，却很有节奏和耐心。

所谓久拍成才，这个冬天已经北风凛冽，大家盖大棉袄了，还没听到柳爷的咳嗽声，换作往年，他这肺就是天气预报了，天一凉准咳嗽感冒。

今年拍掌把抵抗力拍上去了，咳嗽都靠边站。

44 胸闷痰多

退休工人金叔早年在炼石场工作，吸进大量粉尘，退休后一直胸闷痰多。

大勇观察到，栏杆上晒被子，用手去拍，灰尘就会掉下来。他想，如果粉尘浊气在胸肺，拍拍胸膛，浊气是不是也可以，排出体外？

靠这一点领悟，大勇帮金叔拍胸肺与颈背，边拍金叔边吐出黑痰。

金叔都有点害怕，大勇说，家里大扫除扫出黑色的垃圾灰垢，不应该惊讶害怕，应该欢喜高兴才对。

金叔听后摇摆不定的愁眉迅速转为坚信不疑，原来拍打会冲击病灶，令邪气剥离排掉。

结果金叔十天、二十天排的痰越来越清稀，越来越少，最后几天整天不吐痰，胸口无闷塞感。

金叔乐哈哈说，大勇啊，你真是个人才，深山修炼一年，病人都变救命神仙。

45 忧郁症

股市失利的志哥，将银行账号亏空，从此一蹶不振，郁郁寡欢，得了忧郁症，几次想不开，看到楼就想跳。

这是膻中胸腺萎缩，喜乐出不来。

他天天看到小区有拍打团，情不自禁跟着拍起来，第一周后有了胃口，第二周有了力量，第三周没有宅在家里，昂首挺胸出去重新找工作，为东山再起而奋斗。

医院给的抗抑郁药被他丢在垃圾桶，所谓的忧劳成疾从他的身体里消无踪迹。

昔日萎靡不振，今朝龙精虎猛。

从前郁郁寡欢，现在百折不挠。

大勇解释说，应该是拍打胸大肌后，胸怀宽阔，萎缩胸腺重新饱满，抑郁的阴影因此消散。

如果众人知道拍打能抗抑郁，那该减少多少轻生自绝的悲剧啊。

46 心慌

小六子常年心慌，医院检查心率过快，心跳不整齐，随时会出现心肌梗塞死掉。小六子更像恐慌的兔子、被捕的猎物，惶惶不可终日。胸口憋闷，真担心下一秒就死去。

大勇听过白龙禅师讲，心灵手巧，拍出一双巧手，心脏会灵通，又叫手巧心灵。于是将这道理讲给小六子听。

小六子已经走投无路，抓到这根救命稻草绳，拍得比谁都认真起劲，自从练习拍掌功后，心率稳定，胸闷减轻，从此不再天天依靠心脏病的药物过日子，重新呼吸大自然空气。

小六子如“久在樊笼里，复得返自然”，高兴地说，终于解脱药物魔爪，逃出疾恶阴影。

47 睡不着觉

乡村老师批改作业，晚上只要超过11点，就睡不着觉，医生检查说是心肾不交。

神静不了，拍打会不会让神更亢奋，更难入睡呢?

大勇说，如果想白天有精神，多拍手，想晚上睡得沉就多拍脚。拍手，气血上升人兴奋；拍脚，气血下沉心轻松。

结果这位乡村老师批改作业之余就拍大腿、膝盖，还有小腿，睡眠问题迎刃而解，一觉闲眠百病休。

48 高血压口臭

文道先生得了高血压十年，常年吃降压药，得了严重口臭、头痛病。

大勇说，多年的毒素，都把浊气降到下半身去了。

文道先生说，我现在是头重脚轻，去闹市买次菜都觉得寸步难行，非常艰辛。

大勇教他一起拍掌，奇怪，越拍文道先生身体越发出奇臭来，刚开始拍的汗都是乌暗的，像水塘淤泥既黏又臭，又好像常年没清理的化粪池，毒气熏人啊，估计是多年的药毒、肉毒、病毒、食物残留毒，还有憎恨之毒，五毒俱全，通过拍打都发汗流淌出来了。经过这次拍打后，文道先生觉得有近十年没有这么好地睡过觉，他因此天天拍，天天睡好觉，最后口臭好了，血压下降了，走路也有劲了，上闹市买菜回来两只手提满，脸不红，气不喘。

他高兴地说，拍打不仅帮我治好了病，更让我年轻，并重获新生，若不是勤拍、久拍、重拍，多年体内毒素必当跟我一起带到棺材里去了。

49 二上白龙古寺

宜将胜勇追穷寇，不可沽名学霸王。

应该乘胜追击，除恶务尽，不能够见好就收。大勇下定决心，二上白龙古寺。

这次的目的是要将身体练到真正龙精虎猛，而不是尝到甜头就在家里混吃混喝。

大勇尝到清修的乐趣，虽然在家里一段时间，让家人安心，获赞口碑无数，他从未想过自己一介病夫，有朝一日居然能获得利他救人的本事，他要继续深造。

白龙古寺的无名禅师说，拍掌的目的不是治病，就如吃饭的目的不是活着，而是为了做更多有意义的事。

拍掌又叫千锤百炼大力金刚掌，通过双掌猛烈拍击，震动经络元气，进而雄强身体，完善人格，这才不是普通拍手、打手，而是修炼成拍手王，能将拍到这道门内壮之秘普及到千家万户中去。

人得了大病怪病多年，在短期内得到改善好转，你要防止炉烟虽熄，灰中有火，死灰复燃，更要拿出更大的苦心、诚心，真心，才能达到真正理想之效。

尾声

清脆洪亮的拍掌声在这千年古寺响起，这里有一批真修实干的强人，他们以内壮为目标，以攻克世界身心疾苦为愿景，以为往圣继绝学、为世界开一条寿康大道为终生志愿，他们就是拍手王群。

他们大多是精虑深思的，大勇是其中一人，他们每个都能现身说法，都是通过拍手疗法由病弱转而雄强，他们是庙宇里的王牌，他们不喧闹，却是声威震天，他们不开口，已经做金刚狮吼。

思念病痛苦，用心拍掌功。

常作金刚响，驱逐恐怖痛。

思量榜样少，勇于做脊梁。

拍出大力掌，美誉传四方。

这白龙禅寺已经成为拍掌圣地，禅师感慨地说，人生应该是活在掌声中，得掌声越多，活得越起劲。

在无名禅师眼中，世间不管他得什么病，人都要活得起劲，不能活得死气沉沉，那就从自己鼓掌开始吧。

一传十，十传百，百传千，千传万，这名山胜景居然吸引了一大批老外前来，原来世间有一规律，你若真做得好，没有人看不到。为此，禅师作《拍打偈》一首：

有大福德才拍打，具大发心成王霸。

双手合十拍打法，切莫当作浅陋傻。

苦累破皮都不怕，咬牙切齿敢拍打。

打破人我是非见，名闻利养都放下。

谈玄说妙没有用，三字真传老实打。

此法便是暗夜灯，此法乃是斩魔剑。

此法乃是苦海舟，此法乃是登山梯。

不管多种恶疾苦，敢拍敢打不停步。

不管千万种妙法，我心一念在拍打。

着急懒惰都没用，病重病轻都不怕。

志坚如钢气如绵，不间不夹自成片。

若不往昔修福慧，如此上法不能练。

此事非难亦非易，效果全凭信愿坚。

千打万打不怕打，何愁身心不强健。

烦恼妄想都打下，雄强体魄当下显！

第四篇 拍打指南——拍打百问

古有赵州禅师“喝茶去”，今有岭南曾师“拍打去”。

拍打一法，可破万千病。

只因执于一，万事毕也。

若人能如参禅悟道般专念，一心锻炼拍打，捅破牢底，必得见光明，重拾健康自信，摆脱诸般病苦烦恼。

拍打去！可为当世愈病强身心法也！

1 打瞌睡

问：整天打瞌睡怎么办？

答：拍打。

又问：终日妄想纷飞，止不住怎么办？

答：拍打。阻碍人身心，使人痛苦的，不外乎就是昏沉和浮躁。

昏沉拍打，动则升阳，浮躁拍打，动极反静。

2 四圆满

问：在家拍打何以效果不如庙宇？

答：庙宇中：

一、道场清静；

二、众人精进；

三、有善知识亲近；

四、具足自信。

此乃拍打四圆满。有一所缺，如凳缺一角，皆不能稳定。

3 房屋四柱

问：为何师父可以一天拍打十万，我拍打一万、两万就顶不住了？

答：要做到：

一、调匀呼吸；

二、专心致志；

三、稳定节奏；

四、于念头初起处，常做利他想，又名利他为怀。

此四者，如房屋四柱，失一则塌，全聚则牢固。

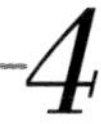

4 车之四轮

问：大心怀生不起怎么办？

答：要做到：

一、勿忘世间苦；

二、常听经闻法；

三、多亲近大心怀之人；

四、坚持拍打，量变引起质变。数量达到一定程度后，心就会有质的飞跃拓宽。

此四者，如同车之四轮，同时具备，就能经坦途而愈固，历坚险而不退。

5 拍打王

问：要成为拍打王需具备哪些素质？

答：要住记：

一、拍打非徒为自己，要为警醒众生想；

二、拍打不单帮自身，要做鼓励大众想；

三、拍打不仅拍病痛，更要广拍妄念烦恼；

四、拍打不是拍掉邪气，而是鼓荡正气。

此四者，就像东南西北四方，四方稳固，缺一不可，如同房间缺一角，都不圆满。四方俱足，便能成为人中榜样，世所珍贵。

6 瓶颈

问：为何刚开始拍有效，拍了三个月就到瓶颈，再难进步了？

答：信念不坚，力行不猛。雷电之所以迅猛，因为它果断。

果断就是上士，上士就有上等效果。半信半疑、一知半解就会半途而废，就是下士，下士瓶颈就很多。

7 循序渐进

问：为何拍打时，身体反倒会疼痛难受？

答：循序渐进，方法得当，就会很顺畅；急功近利，心急火燎，就会有很多阻障。

8 肩周炎

问：何以肩周炎，拍一两天疼痛，加重坚持拍反倒好了？

答：气冲病灶，邪正交战，正胜邪退，身心舒坦。

9 经络堵塞

问：为何拍打，越拍人越精神？

答：将懒根拍掉，人就勇猛。拍得全身热乎乎，人就很有劲。

看似不拍很舒服，经络的堵塞，转眼病痛就到。

看似拍打皮肉痛，气通血活身体加倍精神！

10 越拍越轻松

问：为何刚开始拍打一小时很辛苦，到两三小时就轻松了？

答：初拍时像汽车启动冒乌烟，耗油大，一旦上高速公路，如乘风破浪，借助惯性，反而越拍越轻松。

所以，不轻松都是拍打的数量不够、时间不够。得力处常省力，省力处常得力！

11 潜修暗炼

问：为何说拍打最好关起门来，潜修暗炼？

答：水鸥猫盗贼，无声行隐蔽。想成大业绩，莫想东想西。

12 跺脚跟吼

问：拍打为何要带动跺脚跟吼出来？

答：读书法，有三到，心眼口，信皆要。

读书尚且要心眼口齐到，拍打也要身口意一体。像拔河，力往一处使，劲就大。

佛门叫一合相，又叫六和敬。五脏六腑都向一处恭敬，就会有勇猛大劲。恭敬方能产生强劲。

13 力行得真知

问：为何禅师能日拍十万？

答：

不精进行者，如同树无根，

又似花离枝，鲜艳到几时？

人命亦如此，无常转眼至。

是故劝行者，力行得真知。

14 修炼

问：为何要连续拍一小时？

答：

修炼像钻木头，相续不能断火。

勇猛若做不够，功亏一篑反忧。

15 降三高

问：拍打为何能降三高？

答：拍打能将身体拍热，有助于病气燃烧。万物都怕火热，火热一烤就变灰烬。脂肪、糖脂也怕燃烧，一旦拍红拍热，病气燃烧没了。

16 拜师

问：究竟要拜多少师父好？

答：不看拜多少师父，看有没有真礼敬。

遵从师父，定产贤良。

没有说遵从多少个师父，只看你有没有真心遵从。

慢师者愚痴，敬师者智。

敬师之人，信师教诲，于荆棘丛中仍然不退。

慢师之人，疑师教诲，虽有进步，终生退意。

17 仁、勇、义

问：哪种病苦拍打效果好？

答：大仁大勇大义，无论行何事，效果都不会差。

18 敬师

问：有人拍三天，命运就大改变。痛风没了，失眠消了，为什么这么快？

答：此敬师之力量也。

若真敬师，程门可立雪；

若真敬师，悬梁能刺股；

若真敬师，凿壁可偷光。

若真敬师，断臂可求法。

真敬师，不可能的都将成为现实；困逆的，都将成为坦途。

在我眼中，万事无难，只有敬师而已。敬师难转易，慢师易转难。

19 癌症

问：为何有些癌症患者可以获得新生，癌细胞扩散的得到解救？

答：因为他从朝到暮，从暮到朝，时时拍打，没令间断。或小声打，或大声打，或默默打，除拍打外，别无其他。没有挂碍恐惧消耗他的元气，只有拍打深呼吸增长他的精力。

如此，元气不耗，精力日增。脱胎换骨，伐毛洗髓，亦非难也。

20 病气

问：为何拍打，能够将病气拍出来？

答：衣服脏了，拍几下灰尘会掉，邪气本来就不是身体固有，能黏上就能拍落。

21 心法传承

问：什么是合格的拍打师？

答：有传承，有力行。

光得传承不去力行，索食不饱；

光去力行，而没得到心法传承，耕种无收。

22 力量

问：为何要大力拍？

答：像钉铁钉一样，锤子力量大，才钉得深。又像打桩一样，全部精力集中，桩才能打进。

轻拍小拍，隔靴挠痒，于事无济。要将正气元气拍打封进筋骨脏腑中去，必须力量强大。

这叫一力降十慧。

天花乱坠讲得再好，不如力量充斥满灌你的手脚。

23 止语

问：为何初学拍打只管打，不管说，需止语，才成器？

答：

讲到容易做到难，不下功夫总是闲。

能讲不行空费力，白白讲说亦徒然。

24 打丹田

问：为何要拍打丹田绵密不断？

答：练就丹田混元气，走遍天下无人敌。

25 弯路

问：拍打有什么捷径？

答：找捷径的，就是懒根作怪。捷径都是弯路，敢克难，克大难，吃苦，吃大苦，是真捷径。想省力省劲，反而走弯路。

所以人家找捷径，我图精进。

26 手酸

问：拍打时手酸，又酸又苦怎么办？

答：可用红花药酒舒筋理络，或热水袋温敷，缓解疲劳。

莲花以淤泥为母亲，幸福以艰苦为父母。不经一番寒彻骨，怎得梅花扑鼻香？

27 感染

问：破皮会流血，怕不怕感染？

答：推陈出新，如凤凰涅槃，蛇虫蜕甲，虽然难耐，明天会更好。拍打是苦，可你不拍打不进取，苦更大。

28 偷奸耍滑

问：戴手套打痛不就少一点吗？

答：避痛非英豪，英豪不避痛。拍打，一要过苦痛关，这一关若打不破，人生都不会有大收获。想绕过这一关的思想，都是偷奸耍滑。偷奸耍滑，是对身体最大的破坏。

29 苦肉计

问：痛苦得打不下了怎么办？

答：痛可挡，苦可挡，就像周瑜打黄盖，一个愿打，一个愿挨。拍打就是施展一条苦肉计。吃得苦中苦，自为人上人。

30 掌声

问：怎么才能拍出像师父那样响彻云霄的大力掌声？

答：好比铜锣，不扣不鸣，小扣小鸣，大扣大鸣。

31 百邪退让

问：可我大力拍了，怎么还不够响？

答：你还不够痛，人在剧痛时，叫最大声，像荆棘鸟，它能发出绝唱，必然经历过荆棘穿身刺肉带来的痛楚，因而让它歌声嘹亮，百邪退让。

32 头痛

问：拍打后，原本头痛又加重了，怎么回事？可不可以拍打下去？

答：宁可一丝进，不可一丝停。任何绕道退步怯懦的行为，都是不明智的。

如同跑马拉松，突破了痛苦关，后面就轻松。一到痛苦关，就不往下冲，便很难成为一个出色的跑手。

33 拍手功

问：什么是出色的拍手？

答：拍手功，又叫掌中马拉松，四十三公里，你跑完要多少步？不下五万步。所以每天拍掌，真修实干的，都不下五万声。

34 摩擦生热

问：手脚冰凉怎么办？

答：摩擦生热，拍打起火。

宝剑锋从磨砺出，梅花香自苦寒来。除了持续的拍打，没有更好的方法。

35 伤痛

问：皮肉痛得实在坚持不下了，怎么办？

答：锥心刺苦你经历过了，皮肉伤痛就小菜一碟。经历更大的苦痛，拍打就大功告成了！改造体魄，便是板上钉钉的事儿。

36 泄气

问：拍打好久都没有见到理想效果，怎么回事？

答：病没有加重，就已经有效果。你想要理想效果，就得要付出比常人努力三倍多。不能遇到苦，就歇菜。受点痛就不拍，看不到希望，干脆就怀疑、中断。要相信，黑夜再长，黎明终会到来。

泄气的人没有前景，断断续续的人，很难看到大未来。

37 飞蚊症

问：眼睛有白内障或飞蚊症，怎么拍？

答：肝开窍于目，拍胸肋肝区，有助于眼目。在绿色植物茂盛的地方拍，能采肝木之气。拍完后眺望远方，对眼睛好。

38 子宫肌瘤

问：子宫肌瘤怎么拍？

答：脾主肌肉主大腹，拍到肚腹发热发辣。凡瘤者，气血留结也。气为血帅，拍完小腹再拍腰，腰腹气机对流，淤血不留。

39 脖子长包块

问：脖子长包块怎么拍？

答：前病后治，多拍颈部，颈部有富贵包的，咽喉包块难好。颈部不堵滞的，咽喉结节容易散掉。

40 肾结石

问：肾结石拍哪里？

答：结石乃肾没力排动。虚则拍其母，肺金生肾水，多拍胸口增加肺活量，这样尿量变大，有助于结石的冲刷。

41 蹲不下

问：老人上厕所蹲不下，拍哪儿？

答：拍肘部啊！肘膝对应。再拍腰部啊！腰管膝。凡下属有问题，要找他的上级。所以膝盖痛，就要拍腰底。

42 脚跟痛

问：脚跟痛怎么拍？

答：经络不通，不做医工。

脚跟是足太阳膀胱经所过，只要拍颈部和委中，脚跟痛就会减轻。

古代犯人做了不可饶恕、愧对人民的恶事后，有个残酷的刑法叫挑脚筋。脚筋一挑，头就掉下来。代表你抬不起头做人了。

所以脚跟痛，要拍颈部；颈椎痛，可以揉脚筋。它们内部相通应。

43 拉稀水

问：早上起来，急着跑厕所拉稀水怎么拍？

答：这叫五更泄。睡前用热水袋敷肚子，再拍背后的命门、阳关二穴，拍出升清阳的效果，微微出汗，肚子热乎乎，就不拉了。

44 咳嗽

问：咳嗽怎么拍？

答：拍三个地方，对任何咳嗽都有好处。

一是乳房上面的胸廓，叫中府穴，相当于给肺打气，增加肺活量；

二是两乳间的膻中穴，拍打后，心开意解；

三是后背的大椎穴，以大椎击退咳嗽病邪。

45 骨头发热

问：更年期心烦意躁，骨头发热，能拍打吗？

答：拍打头顶百会，能降金生水；拍打手上尺泽，能泽润尺部腰骨，骨头发热症状就会退熄。

46 手脚冰凉

问：手脚冰凉能拍吗？

答：不拍怎么会热呢？持续密不间断拍打背督，每天拍打一小时，浑身温暖一辈子。

47 酒后耳鸣

问：发脾气后，耳朵嗡嗡作响，或喝酒后耳鸣，怎么拍？

答：此肝胆气火攻头，拍腋下，能解肝郁。

《黄帝内经》说："肝有邪，其气留于两腋。"

两腋拍松，气血流通。

少灾少疾，无病无痛。

最好能像鸡扇翅膀，鸟飞上空那样拍，把两只手臂当作两翼。

两腋徐徐清风生，何惧身上病痛多！

48 牙痛

问：牙痛、牙肿，能拍吗？

答：拍打有助于散热，可以拍嘴角的颊车和虎口的合谷，能够一举将牙槽的痈热清理掉。但拍完后一定不要喝凉水，要喝温热的水。就像洗碗，温热水洗油垢洗得干净。

49 乳房痛

问：乳房痛能拍吗？

答：左乳房痛拍右边，右乳房痛拍左边。气血对流，通则不痛。

50 胃肠神经官能症

问：一紧张就拉肚子，叫胃肠神经官能症，拍打能好吗？

答：一拍打，人就大胆；人大胆了，就不容易紧张；人不容易紧张，会有神经官能性肠炎吗？

51 心律不齐

问：心律不齐可不可以拍啊？

答：可以拍，但不可以乱拍。你得拍得整齐有力，不要像乱雨打荷叶。整齐的生活习惯、动作，还有言语，必有助于心脏恢复整齐跳动。

52 肝郁

问：脚上血脉像蚯蚓一样青黑青黑，曲张难看，可以拍吗？

答：木曰曲直，长期肝郁所致。要拍太冲、期门，上下拉伸，弯曲就会理顺。拍完后，要配合跺跺脚，有更好效果。

53 尿频尿急

问：前列腺炎，尿频、尿急，怎么拍？

答：拍八髎、尾闾，因为肾主生殖泌尿，最好能把单条脚放在摩托车上，摆个黄狗拉尿动作拍。因为黄狗是没有前列腺炎的，腿要叉得开，炎症才下得来。

54 网球肘

问：打网球后，得了网球肘，肘关节老痛，连书包都抱不了，可以拍吗？

答：还是下级有问题，要找上级。肘的问题要拍肩，肩拍完，肘就温暖。就像上级发工资，下级就欢喜雀跃。

不管什么样的劳伤后遗症，上半身的，拍完后要甩手三百下；下半身的，拍完要跺脚三百下，这样效果奇佳！

55 过敏性鼻炎

问：过敏性鼻炎拍哪里？

答：拍颈部，督脉通了，鼻窍就开。同时要拍百会，百会乃诸阳之会。

百会，又叫百病都会。这个穴位在头顶，拍了能顶天立地，对百病效果都好！

56 过敏性皮肤病

问：过敏性皮肤病怎么拍？

答：肯定要拍肺经，肺主皮毛。

学拍打，你必须准备张经络图，或穴位铜人，有针对性地拍，效果立竿见影。要不然，你老老实实从头拍到脚。

就像家里脏了，你不知道脏臭从哪里发出来，那就从楼上扫到楼下，屋里扫到屋外。虽然花的时间长，但随后家里很干爽，漂亮。

57 打呼噜

问： 晚上打呼噜，拍有效吗?

答： 不努力一定没有好结果。至于效果之大小，全在你拍打功夫之高下。

要拍脾经和肺经。

脾乃生痰源，肺是储痰器。

刚开始拍，会吐出很多浊痰来，越拍越舒服，痰就少了。这拍打是从外面，将脏腑的污垢拍出来。

58 减肥

问： 想要减肥怎么拍?

答： 一定要拍打带脉。整个皮带缠绕之处拍一圈，有助于水湿运化代谢。同时拍胆经，人体侧面，胆汁可融化一切积滞，经语："废物堆积找胆经"，至理也!

59 感冒发热

问：感冒发热了，可以拍吗？

答：汗出一身轻，拍打就是最好的发汗办法。大力拍大汗，小力拍小汗。拍到微微出汗，毛孔开放，驱邪外出。

注意要多喝温热水，别再着凉，最好能连续喝三天稀粥，胃消化好，抵抗力就高。

60 乙肝

问：乙肝能拍打吗？

答：见肝之病，知肝传脾，当前治脾。肝脾经要一起拍，如同种庄稼，土壤很重要。像治肝木，就要松通好脾土。

61 腰风痒

问：吃海鲜，腰风痒，应该怎么拍？

答：那就不吃了，病从口入。只管练、不管嘴的特训方式，是不圆满的。所以忌嘴加拍打，才是真道！

62 容易激动

问：太容易激动怎么拍？

答：太易冲动，就拍太溪、太冲。太溪固肾水，火不往上冒。太冲又名消气穴，气可往下消。

63 便秘

问：便秘怎么拍？

答：服用姜蜜水，姜能助肠蠕动，蜜可润肠通便，平时少荤多素，坚持边拍边走路，没有解决不了的便秘之苦。

64 久坐湿气重

问：腿脚拖泥带水，久坐湿气重怎么拍？

答：明知久坐生湿不懂，源头观念都偏差的，在末流上用功，不容易出效果。

久坐伤肉，伤肉即是伤脾，拍打脾胃经，湿气必减轻。同时，要远离生冷凉饮，因为寒湿常狼狈为奸，不远离，寒凉湿气是清除不彻底的。

65 骨刺

问：骨刺怎么拍？

答：用威灵仙泡在醋里，擦在表面拍打，拍到热烫烫，便能软化。

威灵仙醋，皆能让梗骨软如棉之物。

66 口腔溃疡

问：口腔溃疡怎么拍？

答：面口合谷收。拍合谷穴，有助于疮部收口。凡物阳生阴长，故要拍到温热感明显，肌肉愈合便加强。

67 落枕

问：落枕怎么拍？

答： 落枕，多是疲劳后受风凉，必须爱惜精神，睡好觉。

拍打虽有千般妙，不如沉睡个好觉。能让身体不疲劳，方能拍打出好疗效。

然后再拍督脉，督正百脉，落枕自动复原。

68 五十肩

问： 五十肩怎么拍？

答： 五十肩叫冰冻肩，乃皮肉结冰，大都是睡觉时开空调、睡风口，腹部肩膀没有盖薄被，风寒趁虚而入。

没有其他捷径，只需用厚毛巾包在肩膀上拍，拍得温热像熏蒸，汗出病痛轻。

69 强直性脊柱炎

问： 强直性脊柱炎能拍吗？

答： 拍打是升阳之举，阳春布德泽，令万物生光辉。拍打是温阳之举，温阳乃万物所需。所以，找不到不能拍的疾病。

强直性脊柱炎，可先把脊柱慢慢拍暖拍热，强直僵硬感就会减轻。但冰冻三尺，非一日之寒。春阳融雪，亦非一日之功。必须勤拍久拍，使阳能消阴，根除恶病。

70 富贵包

问：富贵包怎么拍？

答：要采取“农村包围城市”的拍法——四周拍通，中间包块就会松。

富贵包在肩颈的，要拍脖子、百会、背部，整体气血对流，局部的包块就会被搬运走。

71 大脖子病

问：大脖子病能拍吗？

答：脖子粗，百病入。大脖子病，大多是紧张、焦虑、生气导致的，气得面红脖子粗。水亏木郁，所以火旺。

这时，要拍肾的太溪，滋水；拍肝的太冲，柔木；拍心的劳宫，退火。

凡复杂的疑难病，常要多条经络、众多穴位，联合拍打，集中作战，方可一举拿下！

72 糖尿病

问：糖尿病，咽干口燥，饮水不解渴，能拍吗？

答：此病乃多系统失调引起，必须五脏六腑俱拍。凡大病疑难病，世界难攻克之疾，皆可当作五劳七伤看。所谓五劳七伤，即是五脏劳损，七情内伤。

所以，惜精神，戒嗔怒，才是修复的出路。

拍五脏，打六腑，方为强壮的阶梯！

73 血压高

问：血压高怎么拍好？

答：压力大，身体差。

首先，要少荤多素，给脏腑减压；然后，再拍打肝经，引导压力下行；最后跺脚，可以将火气导入地底。这样，可以减少降压药，却能提高降压疗效，稳定身心。

74 低血压

问：低血压能不能拍？

答：低血压一般要服用姜枣茶再拍打，最好能对着旭日东升的太阳拍打。拍打督脉，能升阳。

75 鬼压床

问：鬼压床怎么拍？

答：鬼压床是指人睡醒后，头脑已清醒，但肢体动不了，鬼乃阴性之物，要拍督脉至阳之穴。制阳光，消阴翳，切莫食生冷瓜果凉饮以助阴寒。寒湿组合，狼狈为奸，如油入面，难舍难分，最难调理。

76 年老皮肤干痒

问：年老皮肤干痒，夜间痒醒，怎么拍？

答：拍手太阴肺经，肺主皮毛。再拍脾胃经，因为“肉之不存，皮将焉附”。《难经》云：“损其脾者，饮食不为肌肤。”

脾胃受伤了，饮食功能就很差，想要救皮肤，就得救脾胃。

77 失眠

问：失眠拍哪里？

答：用掌心劳宫配脚心涌泉拍，能心肾交泰。要么掌心拍肚脐，气气归脐，寿与天齐。要么掌心拍太溪，劳宫心火，能得到太溪肾水的滋养，必定心平气和。

78 老年痴呆

问：老年痴呆能拍吗？

答：人体的大脚趾、大手指管大脑，多拍打指头，就对应人体顶首，还可以买压力圈以及掌中旋球，给老人旋转，揉揉捏捏，能健脑防衰退。要注意多晒太阳，多补水。没有阳光，脑子不亮，没有水分，脑子会枯萎。

79 长斑

问：脸上长斑拍哪里？

答：被子有灰尘，拍哪哪灰尘就会掉。哪里长斑，就将那里拍红拍热，拍放松。凡万物，松则通，紧则闭。越紧张，斑越难去。一放松，血液流通，斑就消融。

80 肠胃息肉

问：肠胃息肉，拍打能让它融化吗？

答：拍打，是让气血对冲作用变强，水力强大，就能将汽车上的淤泥给冲洗干净。脏腑血脉冲力冲劲足，身体哪有痰气黏腻的息肉结石呢？

81 伤口难愈合

问：手术后伤口迟迟难愈合，能拍吗？

答：拍打能让气血彪悍，免疫细胞吞噬能力加强，能吞灭细菌，愈合伤口。常在伤口的对侧或对应点拍打，只要身体强壮了，伤口愈合就快。

82 股骨头坏死

问：股骨头坏死拍哪里？

答：骨肉相连，腰部、臀部，以及髋关节周围的肌肉，要拍暖、拍热、拍松。板结的土壤不长庄稼，松通的肌肉能让骨头生长。

83 红眼病

问：红眼病拍哪里？

答：拍耳后的翳明、眼睛上的睛明，还有胆经上的光明，三处皆令人眼目光明。不单治眼科炎症，还能恢复视力。

84 结石

问：结石怎么拍？

答：结石的形成，如同河床的抬高，必是血液浑浊，加河道流量变少，流速变慢。

所以，一要少荤多素，清其血液；二要多饮温水，增加流量；三要拍打胆经肾经。

废物堆积拍胆经，精力不济拍肾经。

肾精足了，身体的冲劲就大。气血有冲劲，结石可冲下。

85 指甲易脆断

问：指甲易脆断，月牙萎缩，如同瓦楞状的，拍哪儿?

答：拍肝经。肝其华在爪。肝胆经同拍，有助于指甲美化。

86 重症肌无力

问：重症肌无力拍哪儿?

答：肯定要拍脾胃经，脾胃主肌肉。尤其是胃经的足三里、丰隆，要重点拍。当然，还有脾经的血海、漏谷，这两穴对血肉流失、皮包骨头效果好。

87 灰指甲

问：灰指甲怎么拍？

答：必拍膻中，使情绪情志不要灰蒙蒙。同时，加拍肾经太溪，使水能生木，灰色干枯的指甲就能恢复光泽。

88 萎缩性胃炎

问：萎缩性胃炎拍哪儿？

答：要拍委中，此穴能治肌肉萎缩，调理中焦。同时配合拍中脘、建里。

中脘者，中间完肉也，能让中焦血肉萎缩重新长圆满；建里者，相当于小建中汤，有助于萎缩的肌肉重新生长。

89 腋下长结节

问：腋下长结节拍哪儿？

答：此肝气郁结，情志不畅拍肝经。解肝经的重点穴位，在太冲和期门。

凡带门的穴位，皆有解郁的作用，都可以沟通内外。

比如，章门、关门、神门、风门、滑肉门等。门一关闭，就郁结长包块。门一拍打开，就化解包块。拍打门穴，就能解郁散结。

90 胸闷

问：胸闷拍哪里？

答：拍背部。以前父母辛苦一整天，回到家，孝子不是看手机，而是帮父母捶背。捶背就能缓解心脏病，减少心肌梗塞的几率。把背拍热、捶热后，心脏的寿命就延长了。

91 皮肤瘙痒

问：皮肤瘙痒，坐卧不安能拍吗？

答：痒乃邪风，风性善行数变，所以要拍风市、风池。同时，治风先治血，血行风自灭。要配合拍血海，以及血会膈俞，就能消风解毒，行血止痒。

92 头晕出虚汗

问：头晕出虚汗拍哪儿？

答：此气血不足，必拍足三里，能使精气神，上中下三焦调理充足。再拍太溪固肾水，肾主一身之水，虚汗叫流汗水，拍太溪，亦能令汗孔固密。

93 脚臭

问：脚臭拍哪里？

答：拍上下巨虚。什么东西放在虚空里头，就显得微弱，不值一提。此二穴像黑洞、虚空，能将众邪浊消隐无踪，堪称令五脏六腑梗阻堵塞空掉、虚掉之妙穴！

94 风湿关节

问：风湿关节红肿热痛拍哪儿？

答：肺主治节，拍手太阴肺经，可让关节痛减轻。

肾主骨，拍足少阴肾经，可以减少骨节变形。

诸痛痒疮皆属于心，痛痒厉害的，一定要拍心经跟心包经。

拍心经，痒痛轻。

95 鼻流清水

问：鼻流清水拍哪里？

答：这是体虚后，又受凉了。拍中府穴，补肺活量；再拍风府穴，将风凉排泄。

96 头痛耳鸣

问：头痛耳鸣，视听下降怎么拍？

答：急性的头痛耳鸣，要拍肝胆经，能泄急；慢性的头痛耳鸣，要拍脾胃经，要补虚。

《黄帝内经》讲：头痛耳鸣，九窍不利，肠胃之所生也。

故，拍脾胃经，即给五官七窍充电。

97 心绞痛

问：心绞痛拍哪里？

答：

心绞痛，夜间重。

拍内关，胸腔宽。

内关穴，乃内脏关口，关口狭隘，百病丛生。

98 阴道炎

问：阴道炎拍哪里？

答：拍三阴交，凡白带异常、阴道湿痒，三阴交拍到热烫热烫，就能让阳升阴散，病菌消亡。

99 容易感冒

问：容易感冒拍哪儿？

答：拍肺经和膀胱经，肺主皮毛，膀胱主表，拍到皮肤热辣辣，就好了。

100 肾积水

问：肾积水拍哪儿？

答：直接拍肾俞、命门、志室，能够助肾气化，如离照当空，潮湿自消。

101 睾丸痛

问：睾丸痛拍哪儿？

答：肝经下络阴器，拍肝胆经，生殖系统痛都会减轻。

102 痛经

问：痛经拍哪儿？

答：拍小肚子。要把小肚子拍热。温则不痛，寒则收引而痛，天寒地冻多疼痛，天温气暖痛减轻。可配合揉腹、热水袋敷肚子、远寒凉，就能根治。

小结

程咬金有三板斧，内壮养生有一拍打术。

纵然有无穷疑难，总是恒持拍打。

此唯信、勇、恒可入。

信乃道源功德母！

勇乃三军可夺帅也！

恒乃正精进也！

习此拍打术，可得无边利益，可见无尽风光，全在诸君定夺！

第五篇

拍打百效

志公是龙首村出了名的“历史书”，谈古说古，如数家珍。志公有祖传中医，更擅长开中成药，还是杨氏太极的传人，更精通拍打，一手书法练得炉火纯青，二胡一拉，催人泪下。每一样绝技从他身上抖出来，都有一大堆粉丝追随。志公平时不轻易露手，除非你四处求医无门，他会给你一点点小建议，往往言听计从者都能柳暗花明。

1 嘻哈

村里的洋洋，整天到晚嘻嘻哈哈，完全控制不住，像是武侠小说里被人点了笑穴，家人求医问药，求神问佛，弄得焦头烂额。志公教他拍打背部譩譆穴，再配合吃两盒朱砂安神丸就好了。

2 脏躁

村里的老太婆一天到晚哭哭啼啼，志公说，这是年老脏躁则悲，悲忧伤肺。叫这老太婆儿子帮她捶背，打通肺俞穴（肺主悲忧），再弄点黄芪百合水喝一喝，脏躁悲忧之感就消失了，左邻右舍终于松了一口气，不然天天悲悲啼啼，让人听了难受。

3 眩晕

装修工小金，一上人字梯就眩晕，医生说得了恐高症，没办法。志公叫他拍肾俞、志室、命门（肾主恐）三大壮腰奇穴，再配合服用金匮肾气丸，不但上人字梯不恐高了，连上爬山架也不眩晕，真是“肾虚则恐，肾精足则不恐”。

4 火暴脾气

超叔真是鞭炮性子，一点就炸，没有人能跟他相处可以超过一天的。只要有他在，他就会向周围开炮，结果人见人厌。超叔说，我也不想，志公教他服用龙胆泻肝丸，配合拍打肝俞、太冲（肝主怒）两大补肝疏肝奇穴，火暴脾气居然下去了，怒目圆睁也松柔了。只要一天到晚看谁都不顺眼，无事常生闷气，动不动就发火，肝俞配太冲就能疏泄郁火。

5 厌食症

卖伞的老大娘常担心伞卖不出去，生意不好，得了茶饭不思病——厌食症。志公说，思则气结，土不运化。便教她拍打脾经大包、周荣（脾主思），令气血周流荣养，配合吃点归脾丸，胡思乱想瞎操心的病就好了，厌食不思食的症状也没了。

6 走尿

学校的小真，每当考前压力一大就走尿，时常跑不到厕所，就尿出来了。志公说，这是中气虚，尿下趋，服补中益气丸加拍打百会、大椎（督脉主升阳）。自此以后再无遗尿走尿现象。

7 手脚冰凉

小金有次落水后，回来就得了手脚冰凉症。原来惊则气乱，志公建议他服定志小丸，就是安神定志的小药丸，配合拍打心俞、肾俞、胆俞，可以宁心壮胆，去除恐惊，随即手脚冰凉感消除。志公就是这样，不给人出建议则已，常常一出建议一语中的，言听计从的，未有不速愈的。

8 脚肿

水月脚肿，时肿时退。说是慢性肾炎，治了大半年没治好。志公叫她服黄芪丸加拍打三焦俞、水道、气海（治水三组合），从此脚不再肿，肾炎痊愈。人皆赞叹。志公却说：偶然治好，不要宣传。

9 血糖高

星哥最近暴瘦，一检查糖尿病，血糖高到十点多。糖尿病是复杂的疾病，涉及多经络多脏器。志公教授他拍打三阴交、足三里、手五里这些功能强大、作用宽泛的穴位，再配合服用消渴丸。很快，星哥的消瘦饥饿干渴症状一一得到缓解，血糖也回到正常。

10 抽筋

阿正打篮球一跑全场准抽筋，自从听了志公拍打阳陵泉（筋会）、筋缩以及承筋三大治筋要穴后，加服白芍、甘草各20克煮水喝，芍药甘草汤是治抽筋名方，跑全场也不再抽筋了。

11 贫血

小干在蘑菇场帮忙挑菇，一蹲就是两小时，站起来头晕目眩，双眼发黑，一查是贫血，血气乱。志公说，就找血会膈俞穴跟血源血海穴，两大穴常拍打，加上服食当归补血汤。十多天后，蹲下去大半天起来也不头晕目眩、两眼发黑了。

12 胸闷手抖

田叔公冬至天冷，突觉胸闷手抖，指尖冰凉，这是心梗前兆。志公见微知著，迅速帮他揉肺俞、心俞，胸闷消除，再吃速效救心丸，便好转过来。从此学习志公教的撞背术，心慌手凉就没再发作了。

13 胃痛

香港的小黄压力大，胃有多发性溃疡，一紧张就胃痛。志公教他拍脾俞、胃俞、足三里和中脘四大保胃神穴，再喝了一种叫黄芪建中汤的名方，从此溃疡消失，胃痛不再。

14 夜尿频多

翔公80岁夜尿频多，他说，怎么这尿道像关不紧的水龙头，老滴漏水？志公说，这是腰肾命门火弱，所以关不紧松漏。教他搓背部的阳关和肚脐下的关元，双“关”齐下，夜尿频多好了大半，再吃一盒金匮肾气丸，夜尿频多就好了。

15 感冒

小陈梦见掉入水里，志公说“过两天他要感冒了”，两天后小陈鼻塞过来找志公，说，您老真是诸葛医仙，未卜先知。志公说，肾虚则梦水寒下堕，你流的是清鼻涕，所以，弄点桂枝汤，加杜仲壮心肾。鼻窍通了，感冒也好，再加拍打大椎、命门二要穴，病不再反复。

16 肝气纠结

小梅梦里老叹气，经常梦到在迷宫里出不去，志公说，这是在单位公司受了夹板气，叫肝气纠结。于是教她拍打太冲、章门二穴，令阻障在肝胆的窝囊憋闷之气冲出体外，再服用逍遥丸，那种郁闷的梦、迷茫的梦彻底消除，真是“气机舒畅梦香甜，肝气纠结梦难圆”。

17 肝气过亢

阿绅梦到在闹市里跟人打架，梦里都喊打喊杀。志公说，这几天他可能会受点血光之灾。结果骑自行车撞到电线杆上，头破血流。来找到志公，说，您老是神仙嘴还是乌鸦嘴？志公说，福无双降，祸不单行。你这肝气过亢，将军行令，哪有不见伤见血的？马上教他拍打肝俞和期门。俞募配穴法，能将肝过亢的力气埋葬疏泄掉，果然拍完后再服用柴胡疏肝散，脾气大好，心胸特顺，梦中吵闹再也没了。

18 噩梦

康哥梦到被僵尸追，脚好像绑了镣铐，拼命跑怎么还在原地，醒来后冷汗淋漓，还好是个梦。志公说，你要么恐怖片看多，恐伤肾；要么就是凉饮冰饮吃多，寒伤骨。康哥还真是喜欢拿着冰饮到电影院看恐怖片，志公教他拍打胆俞、命门，壮胆补肾，再服肾气丸，经常梦鬼的现象就消解了。

19 梦死

古太梦到过世的老伴，以为自己不久于人世，因此悲伤沮丧。志公说，这是心阳不足，故梦死。阳虚则阴盛。阳气亏虚，就会有各种阴邪阴寒的梦境来扰。于是教古太拍心俞和至阳，并且要对着太阳晒，口中还要含两片红参片，那种老梦到已故亲人的现象就没掉了。可见，梦有时是脏腑的警报给你报信。

20 心肾阳虚

小超常梦到被大年级学生欺负追着打，志公说，如梦到被恶鬼追打，乃心肾阳虚；若梦到被活人欺负，是脾胃气不足。

教他拍打脾俞、中脘、足三里，再吃几天补中益气丸，结果神采飞扬，容光焕发，在梦中反过来欺负那些大块头。

21 过敏性鼻炎

小千一起来后，猛打喷嚏，吃了抑制喷嚏鼻炎的药还没好。志公说，他人看打喷嚏是寒气，我看是你阳气虚。于是教他拍百会、大椎加中府三大升阳要穴，配合玉屏风散，后来小千晨起打喷嚏现象就好了，过敏性鼻炎也一去不复返。

22 手脚冰凉

小花冬天穿三双袜子，腿还冰凉。志公说，手凉心阳虚，脚凉肾阳虚。教她跺脚（暖肾）拍掌（暖心）同时进行，配合服用艾附暖宫丸，手脚冰凉感就没了。

23 咽喉痒

完叔开摩托车，吹阵风就咳嗽，咽喉老痒痒，志公教他没接待客人时，就拍胸口中府、云门，拍后背肺俞、风门。凡带门之穴多拍打，能沟通表里气机，再喝上两包午时茶冲剂，遇风则咳的烦恼就消掉了。

24 哮喘

时叔多年哮喘，上楼梯都得停三下，上个楼梯气喘吁吁。志公说，这是肾不纳气，教他拍打关元气海，助肾纳气，再搓肾俞、命门，暖肾壮元阳。平时吃点核桃、板栗，上下楼梯就没再气喘吁吁的了。

25 畏寒怕冷

小江夏天都要盖棉被，冬天冻得足不出户。志公说，挑担胜穿衫啊。阳气你越用越出，越不用就越虚。从小江练习拍手跺脚功后，加服姜枣茶，畏寒怕冷的现象一扫而光。

燃灯古佛讲过，与其想破头脑，去加厚衣服被子，向他人乞求温暖，不如将自己的灯火点燃，既照亮他人又温暖自身。

26 心慌心闷

老海一躺下，痰就涌到喉咙，心慌心闷得难受。志公建议他拍胃经的丰隆，乃治痰要穴，再服两盒陈夏六君子丸，痰去，心胸顺畅。

27 痛风

大嘴向来食不忌口，无肉不欢。50岁前，人一般不知年轻力壮的好处，也不会去忌口养生。直到大嘴的脚上痛风发作，痛得面目狰狞，志公教他拍膀胱俞、委中，专门主治痛风腰腿痛，排湿去浊，配合服同仁堂的二妙丸，数月的痛风就好了。

28 腰椎间盘突出

所谓“事业可以突出，学业可以突出，腰椎间盘千万别突出”。阿陆不到60岁得了腰椎间盘突出病，坐也痛，站也痛，郁闷地说，我还没退休呢，腰，你就要退休了。志公教他拍肾俞（肾俞补元）、委中（委中治弱）、太溪（太溪固肾水），堪称补肾壮腰三大要穴，配合服两盒独活寄生丸，坐立不安、腰腿疼痛之症全好了。

29 腰背僵硬

小山从小就爱喝冰饮，常腰背僵硬，早上起来时不活动一阵子，都像要板结一样，这是寒湿下沉腰背。志公教他拍命门、肾俞、志室（暖督三穴），暖腰壮阳，再服用壮腰健肾丸三盒，腰背晨僵现象就消失了。

30 乳房胀

小方月经来之前，乳房胀得呼吸都困难，如果严重的胀痛不通，那是乳房包块发出的救命信号，志公只教她拍肝俞（俞穴）、期门（募穴）、太冲这肝三穴，通治一切肝气郁结。再配合服用两盒加味逍遥丸，乳房胀痛不再出现。

31 手抖

唐婆80岁，手抖。她说我以前那么爱看书，爱读小说，现在拿强光灯照在书上，眼睛都看不到字了。人不到70岁不知道眼睛好是多么重要，志公教她拍打肾俞、肝俞以及足三里、三阴交，肝脾肾并补，为老年人添油加火。再服用补肝脾肾的杞菊地黄丸，视力居然恢复了不少，原本肝风内动手抖的症状也平息了。

32 口苦

大谷应酬非常多，常晨起口苦，志公说，苦乃肝胆汁上溢，拍打期门、章门、日月、光明，这些是肝胆经上要穴，能疏肝利胆，再服用两片大黄泡的水，才吃两三天，口苦就好了。

33 口臭

阿甘老觉得口臭，同事都对他敬而远之。志公说，阳明不通，浊阴不降，教他拍天枢、大肠俞、小肠俞这通肠三穴，再服用三天三黄片通大便，多年的口臭一扫而光。

34 雀盲

卫嫂常年眼干、鼻干、口干，一到傍晚眼睛就花，看不清，叫雀盲，像那些鸟类家禽一到傍晚赶紧要找窝来躲，不然双眼不见五尺，就危险了。志公教她拍打脾俞则口有津液，拍打肺俞则鼻腔润滑，拍打肝俞则眼目水灵。这三大俞穴能将津液灌溉到五官去。所谓俞穴者，能将气血津液输送到需要的地方，同时配合服用石斛夜光丸，居然五官干燥得滋润，七窍灰暗复光明。

35 牙龈出血

贤姨老是牙龈出血，志公说，突然牙龈出血买鲜竹沥口服液；缠绵不愈的牙血就要吃归脾丸。结果服1盒归脾丸，配合拍打血海、膈俞、脾俞三大补血统血要穴，牙龈出血就消灭了。

36 牙龈萎缩

真子才40多岁牙龈就萎缩。一问之下，他每天刷三次牙，还老爱嚼口香糖跟喝凉茶。原来寒凉能够让肌肉萎缩，就像冰寒可以令面包收缩，志公教他拍打脾俞、胃俞，使脾主肌肉功能加强，拍打大杼、绝谷（骨会、髓会），使牙龈骨髓坚强。如此脾肾并拍，再服用肾气丸和补中益气丸，两个多月后，牙龈肉居然重新长上，齿牙坚固，吃菜也不老塞牙缝，不用剔牙了。可见牙缝大易被食物堵塞，并非牙签不够利，而是你肾筋骨不固密，越爱剔牙，说明你越老化了。

37 咳嗽

常叔一紧张着急就咳嗽，志公教他拍中脘可以缓急，拍中府、云门可以宽胸，再加服复方甘草片，咳嗽就全好了。

38 心慌头晕

小静嘴唇发白，多走远点就心慌头晕，此是脑供血不足，志公教她拍打脾俞、胃俞和大椎、百会，使脾胃能造血，供养上颈背头脑，再配合服用八珍丸，居然脑供血不足、头晕心慌感全部消失，唇甲发白也变红了。

39 倒经

小可一到月经就流鼻血，这叫倒经。是肝气不往下疏泄，志公教拍血海、解溪、太冲（解放溪水血气往下冲）三大引血下行之要穴，再配合服用一盒加味逍遥丸，从此经期鼻溢血现象就消解。

40 迎风流泪症

茶伯经常烧土灶，眼睛被乌烟熏得畏光流泪，年纪越大眼睛干涩流泪越厉害，志公教他揉按耳后翳明穴、眼前太阳穴，以及胆经的光明、日月，再配合服用明目地黄丸，就这样，多年迎风流泪症好了。

41 浊阴不降

米叔经常开长途车，睡醒后眼屎蒙住双眼，都快睁不开了。志公说，肝火太旺，浊阴不降。教他拍打太冲、行间泄肝火。拍打曲泉曲池，皆能以泉池之水，滋润木曰曲直之病。再服用几包小柴胡颗粒，晨起眼中多燥屎的病就好了。

42 少年白头

小通少年白头，遍访名医，并未治愈。志公说，你每天用手指将头皮叩热，再服用九蒸九晒的黑芝麻丸，千万不要熬夜。三条同时做到，再长出的头发就变黑了。

43 鬼剃头

陈哥在考驾照期间，精神过度紧张，头发东掉一块，西掉一块，民间叫鬼剃头。其实是肝气郁结，不能生发便凋零。志公让他服用越鞠保和丸，既舒肝又健脾和胃，配上拍打肝俞、脾俞、肾俞，十指叩脑，居然很快发落根生。

44 暗耗血气

宝姨焦虑孩子在外生意失败，两鬓头发斑白，此乃焦头烂额，暗耗血气。志公教她拍打脾俞、膈俞，健脾养血。发为血之余，加上服用两盒归脾丸，补脾益血生发，一个多月头发又长出黑的来了。

45 耳鸣

老萧耳朵嗡嗡响，没完没了。志公让他练鸣天鼓和拍打肾俞、胆俞、肝俞，这样能补不足之肝肾，泄有余之肝火。一盒耳聋左慈丸没吃完，耳鸣就好了。

46 肚子冷痛

陈哥的儿子鼻梁骨老发青，色青为有寒，所以经常喷嚏连连，肚子冷痛。志公叫他为孩子捏背部的脾俞、肾俞，再服用附子理中丸，鼻梁的青筋消失，脸色发青转红润。喷嚏、腹痛不治自愈。

47 蝴蝶斑

玲姐脸上长蝴蝶斑，色黄。志公说，萎黄，乃脾虚胃弱，教她拍打中脘、建里、脾俞、胃俞，用这种俞募配穴、前后夹击的方法，再吃黄芪建中汤十剂，脸上黄斑全退去。真是会治不难，难治不会。

48 常年怕冷

阿花脸上气色煞白，没有光泽，常年怕冷。志公说，心其华在面，心阳不足，面色惨白，教她拍打至阳、心俞（制阳气）以及膻中、气海（增力气），配合服桂枝汤，贫血面白之症，一个月就全好了。

49 脸色暗黑

阿奇经常脸色发暗黑，印堂部尤为厉害，按他自己说法，老走倒霉运，喝水都呛到。志公说，肾其色为黑，印堂发黑，乃肾精不固，马上教他拍打关元、肾俞、命门、志室四大固精补肾奇穴，加上服用黑锡丹，不但面黑去除，连气喘、腿软之症皆消。

50 血压高

齐伯脸常通红，人以为满面红光走运，齐伯却苦不堪言说，血压常高到180，人难受得要死。原来是肝阳上亢，志公教他拍太冲、阴陵泉和关元，引亢阳下行，边拍边跺脚，加上服用龙胆泻肝丸一盒，不但脸部通红退下来，血压也下降了。

51 心火旺

阿水吃饭老咬到舌头，起血疱。志公说，此乃心火旺，舌头不听使唤，拍打劳宫、神门，再加竹叶煮水拌冰糖吃，几次就好得彻底了。

52 周身困重

伟叔舌苔厚腻，周身困重，整天觉得昏昏沉沉，像发瘟一样没精神。志公说，这是湿蒙清窍，清阳不升。马上教他拍打腹结、足三里、三阴交，除脾胃湿气，再服用藿香正气丸，不到十天，垢腻的舌苔清得干干净净，昏重的身体重新回归灵活清醒。

53 梅核气

阿梅当老师时，经常受孩子们的气，导致咽喉如有异物感，吞吐不利，医生说是梅核气，可服了半夏厚朴汤却好转而不根治。志公教他拍膻中、内关、大椎，拍两次咽喉异物感像扑通掉到水里的石头一样，沉下去不见了。她高兴地说，早知这么快，我就不用吃那么多药了。

54 齿落

决叔50岁不到，牙齿就酸软，掉落了好几颗。齿乃肾气所住，齿落乃肾气大伤。志公教他拍打关元、气海，巩固丹田，加足三里、丰隆生肌长肉，配合朝服补中益气丸，晚服金匮肾气丸，居然牙齿坚固，不再酸软。

55 富贵包

谢姐脖子上长包块叫富贵包，平时又便秘。志公说，肠道壅堵包出来。教她拍打脾经大包穴，肝经太冲穴。利用肝经太冲，将脾胃肌肉大包疏泄掉，同时服用防风通圣丸，三盒吃完，富贵包居然如退潮般萎缩下去。

56 痤疮

风哥脸上痤疮惨不忍睹，越抠越千疮百孔。志公教他拍三焦俞，这可是治痤疮的奇穴，再联合拍中府、云门，提高肺主皮毛能力，加上服用复方丹参片加倍剂量，使气通血活，令诸痛痒疮得愈。不到一个月，如同川剧变脸一样，麻子脸换为白净脸。

57 脂肪瘤

纯姨腹部有脂肪瘤，志公说，长在带脉周围要拍打带脉，尤其是白环俞、神阙，还有府舍、腹结，这些重要的巧克腹中包块的要穴，配合服用保和丸、大山楂丸，消除肉脂，不到两个月，身上的脂肪包块，纷纷化解一空。

58 脚跟痛

达拉哥老是脚跟痛，志公说，肯定是熬夜，邪淫伤精。教他按大杼与绝骨，分别是骨会、髓会，配合肾俞能提高肾主骨髓能力，使得骨髓油濡养身体，配合服用六味地黄丸一盒，脚跟痛就消失了。

59 骨刺

包婆膝盖不利索，退化长骨刺。志公说，打红的铁不生锈，拍热的膝盖怎么会长骨刺呢？于是教包婆三招：一拍打膝四穴——血海、梁丘、阳陵泉、阴陵泉；二在这四穴加风湿膏；三用热水袋外敷。从此，骨刺消失，膝痛酸软之症俱除。

60 网球肘

老龙喜爱打网球，肘关节过度使力，痛得像脱肘一样，志公教他拍打曲池、肘尖，再加服用通宣理肺丸。这招谁都看不懂，可几天肘关节炎就好了，龙哥把这招推荐给其他球友，居然都管用。只要不疲劳运动，过度使力，网球肘几乎可以根治。人问志公为何？

志公说，肺主肢节，通宣理肺丸不但治咳嗽喘，更治关节炎。凡天气变化或疲劳倦怠，郁闷加重的关节炎，这通宣理肺丸都好用。

61 淋巴结肿大

全叔脖子长了包块，一碰就痛，西医讲是淋巴结肿大，中医就是肝郁脾滞。于是志公教他拍打脾经大包畅脾滞，肝经太冲解肝郁，再加服专治包块坚硬如金石的小金丹，一个多月后，肿结完全消解。

62 子宫肌瘤

能姐子宫有小肌瘤，像花生粒大的数枚。志公说，这是瘀血在下焦，不得出也。教她拍打腹部的腹结、府舍、腹哀，腹三穴通治腹中包块和积聚，加上服两个月桂枝茯苓丸，果然瘀血化水，包块融掉了。

63 瘀血块

快哥跟人打架后胸部受伤，有块瘀血血肿。志公说，心胸内关，胸肋阳陵泉，拍打内关和阳陵泉，有助于胸肋结块消散，再配合服用三七粉，每次三克，一日两次。不到五日，胸部的瘀血块就化淡平下去了，真是行气包自灭，活血瘀可淡。

64 嘴唇瘀暗

小庆月经大半年都没来，嘴唇瘀暗，心烦意乱。志公说，这是瘀血在少腹，阻截不得出。遂用大黄䗪虫丸配合拍打血海、三阴交、太冲，不到半个月就排出恶血，月经恢复通调，唇紫暗得消。

65 指甲薄脆

小黑指甲薄脆，一动就容易断。志公说，我以前养过鸡，鸡生的蛋变软壳，给它吃点谷糠、麦，那壳很快又硬了。于是叫小黑吃些烤面包、核桃芝麻糊以及麦片，如此脾肾并补，温阳壮气，加上拍肝俞、血海（补血令爪红）、肾俞、志室（益肾固精）。两个月左右，居然可以留起指甲，而且坚硬不断，月牙也凸出来了。

66 指甲月牙

小毛指甲常年月牙不肯冒出，志公说，像太阳不冒出地平线，乃没阳气也。于是通过服食桂枝汤加四物汤，再拍打心俞、肝俞、中脘、建中，不多久，月牙像雨后春笋一样，纷纷冒上来。

67 胆囊炎

小言胆囊炎，肋下胀痛时手都动不了。志公教他拍打双腋，缓解肝胆郁滞，加上服用消炎利胆片，不到三天就全好了。

68 胃痛胀

阿通吃难消化的面食，贪吃又吃多了，立马胃痛胀难安。志公现场帮他拍足三里，压力随着放屁消下去，刚好有整肠丸一盒，给阿通吃一次，胀痛就消了。

69 拉肚子

阿江吃酒席后拉肚子，腿脚发抖，站都站不直，志公叫他搓阳关、肾俞、命门，腰一暖热，拉肚子就停止。还有一些小隐痛，吃一勺行军散，痛去若失。以前行军打仗，最怕水土不服，上吐下泻，战斗力顷刻瓦解，所以必须包中常备行军散，治消化道功能紊乱。

70 胃痛

小沈常捧着胸口，像西施一样，原来她常生气后胃痛，志公教她拍中脘、建里，相当于小建中汤，重建胃部功能，配合元胡止痛片，行气止痛，凡小气、憋气、闷气引起胃胀胃痛，就用元胡止痛片行气止痛，结果药都没吃完，胃痛就好了。

71 背痛

仙婶天气一转凉，背就痛，医生说是关节炎，没办法。志公说，这是风寒湿，在天气预报说要变天之前，服点独活寄生丸，加上拍拍手、跺跺脚，气血通畅，病痛消。果然，天气剧变时，背也不痛了。

72 皮肤瘙痒

武爷天干地燥时皮肤就瘙痒，志公说，人年老如树老将枯，这是阴血虚则燥痒。教老人家服用阿胶枣茶，加拍打中府云门，宣肺与解表，居然多年冬天脚痒干燥裂皮之症同时好了。

73 肚子胀

天叔一到下午就肚子胀，志公说，这是大气下陷，只需要艾灸百会和服用补中益气丸。只三天，下午腹胀之象就彻底解决了。

74 胃痛

小友饭后常胃痛，志公说、胃痛找梁丘，在膝盖周围，胃下垂就要找足三里。结果点按梁丘后，胃痛减轻，再配合香砂养胃丸，吃上一盒胃就好了。

75 尿床

小柱夜间老是尿床，志公让他服用黄芪口服液，再艾灸百会，升阳举陷，从此跟尿床再见。

76 溃疡性结肠炎

小环常拉肚子带血，医院检查是溃疡性结肠炎，志公说，这是胃肠动力差，所以不消化。服用小建中汤，加建中穴、中脘穴。原来虚寒灸中脘，溃烂取建中，不到大半个月，大便带血黏液之象就得解了。

77 中风

阿基本四体勤快，四季平安的，突然一天两眼发黑，栽倒在地，手在抽，原来中风。志公家里有安宫牛黄丸，也顾不得价钱高下，救人要紧，一边化成水给患者灌进，一边帮他推按膏肓穴，点按人中穴，成功抢救过来，没有任何后遗症。

78 瘫痪

刘生叔因为中风延误治疗，没有得到及时抢救，抬到医院时，手已经瘫痪了。真是有缘人就能碰贵人，刘生叔讲话漏风、手废，志公教他服用补阳还五汤，加点按中脘、足三里、太溪、合谷，居然肌肉重新生长，讲话吐字清晰，不再漏风。

79 阴虚火旺

胜哥常饿得手发抖，非得一天吃五顿，志公说，这是阴虚火旺。弄点沙参、石斛、龙眼肉泡茶喝，加点按三阴交、阴陵泉、至阴这些养阴益阴之穴，很快阴水生，饥饿感除。

80 脾胃阳不振

阿兰隔一顿不吃饭也不叫饿，碰到饭吃也不排斥，既非厌食，也非吃撑了。志公说，这是脾胃阳虚，他的食欲就浅淡了，脾主意，说穿了就是脾胃阳不振。买附子理中丸服用两盒，点按脾俞、意舍、命门、阳关，马上吃饭的欲望恢复，见食能饥，吃饭就香。

81 冒冷汗

阿支老是冒冷汗，志公说，这是表虚不固。叫他服用玉屏风颗粒固表止汗，加拍打心俞、肺俞、阴郄、关元，使心肺主肌表汗水能力加强，再让阴液汗水关锁牢固。

82 呕吐呃逆

小海特别不喜欢油腻之物，严重时还呕吐呃逆。志公叫他去做个肝的检查，一看转氨酶严重偏高，是肝出了问题。志公让他服用黄连上清片加拍打肝俞、胆俞、魂门、阳纲以及膀胱俞，引肝胆的黄水从下膀胱排出，居然半个月就将转氨酶降到正常，吃东西不再呃逆了。

83 没胃口

阿素淋雨后打喷嚏、咳嗽、没胃口，志公让她服午时茶冲剂，既消食化积又发汗解表，配合拍打中脘、腹结，以及大椎、列缺、人中，很快就好了。人家觉得奇怪，问，为何要拍中脘、腹结？志公说，消化好，少感冒，一个人生病就连小感冒也一样，常伴有消化力下降；至于按人中，有感冒开窍去感冒，没感冒防感冒，它是上通鼻子管呼吸系统，下通口腔管消化系统，它是一个让人消化彻底，呼吸顺畅的穴。

84 月经量少

小李月经量少，脸色无华。志公说，春暖花开，春暖河流水也大。宫寒如冬，经水不足，马上服用艾附暖宫丸，加拍打肝俞、脾俞、血海、太冲，月经量就足了，脸色也红了。

85 小便带泡

老程小便泡沫多，中医叫肾虚漏精，封藏能力不行。志公叫他服黄芪口服液，补肺脾肾，加搓肾俞、命门、志室，暖肾固精，小便带泡现象就没了。

86 遗精

小飞经常晚上遗精，白天没劲。志公说，这是精关不固。服用金锁固精丸，拍阳关、关元，前后二关夹击，每日拍半小时，晚上不遗精，白天也有劲了。

87 坐骨神经压迫

珏嫂大腿痛，连到膝盖去，说是坐骨神经压迫。志公说，坐骨环跳穴。叫她拍打环跳。凡神经痛，都可用阳陵泉，因为阳陵主筋，神经就像一条条筋，配合服独活寄生丸半个月，酸麻疼痛之症俱除。

88 便秘

阿海经常便秘，一旦工作紧张后，几天不来大便，堵得心慌，志公教他服用麻子仁丸，加拍打天枢这个便秘泻泄通治的要穴，顽固的便秘就被灭除了。

89 手指麻痛

小丸手指常麻痛，劳累后加重。凡劳累加重，皆是脾虚肝弱。脾者主疲劳也，肝者主气血，肝通干。于是服补肝脾的八珍丸，加拍打胸乡、周荣、肝俞、脾俞。想不到数年的手凉麻疼痛，半个月就好了。

90 腋下多汗

阿季腋下多汗，志公看了后说，这是心经极泉穴出了问题。服用导赤丸，导腋水从极泉出，拍打腋下极泉，腋下流水现象就消解了。

91 脸上黄斑

洪姨过了40岁，脸上黄斑点点。志公说，补血则脸自亮，益气则黄自退。于是给她开十全大补丸，这药比八珍丸多了黄芪、肉桂，更能补气阳，适合上年纪的人，体弱虚寒的，配合拍打气海、膻中加血海，老人的黄斑就消下去了。

92 舌尖痛

壮哥舌尖痛得哭天喊地，志公说，这是心火旺。教他服用牛黄清心丸，加拍打心经、心包经，一天就好。

93 血脂高

白婶血脂高，颈上有富贵包。志公叫她买二陈丸，用温姜水服用。因为冷水洗不了碗里垢腻，冷药很难去掉身上垢积。加上拍打颈背，跟脚下的丰隆，结果黏痰化而包块去，湿浊消而血脂稀。

94 心慌心悸

大夏天成哥经常开车，觉得心慌心悸，志公叫他买盒生脉饮，加拍打内关穴，再暴晒，天热时心慌心悸的现象也没再犯了。

95 出虚汗

阿汕常年锁在家里，足不出户，人神疲乏力，脸色萎黄，老出虚汗。志公叫他买人参归脾丸，能令血气回归，颐养心脾，加拍打关元、气海、血海，胃口就开，虚汗得收。

96 咳嗽肚胀

辉哥喜爱烟酒，抽多了胸又咳，喝多了常又肚胀。志公教他拍中府、云门，宽胸排烟垢，拍腹结、府舍，通腹去酒积。加上服用越鞠保和丸，居然多月的咳嗽肚胀，一去不复返。

97 风热感冒

小丽咽喉痛，鼻子塞，原来是风热感冒。志公叫她买银翘解毒丸，加拍打大椎，拍到浑身发汗，多喝热水，第二天睡醒感冒就好了，咽痛也消了。

98 失眠

小文是个文弱书生，读书读到深夜，常睡不着觉。这是过用心力导致阴虚火旺，志公叫买天王补心丹服，专补心安眠，加拍打神门、大陵这手腕上能安眠的要穴，果然心意识止不住而失眠的现象消除了。

99 减肥

小胖经常嘴上喊减肥，行动上却没有坚持，现在喝水都长胖。志公教他拍带脉，加上服用五苓散，尿量增大，减肥像退潮一样快。

100 低烧

小高莫名其妙低烧，怎么用抗生素退烧药都退不下来。志公说，这是气虚发热，体弱低烧，不能够光消炎退热，要补中益气，提高他的抵抗力。结果服用药丸，加拍打足三里、至阳、百会，阳气一升提，低烧就消去了。

后 记

猛将张飞，也能巧手穿针。

具体问题具体分析，这是辨证的精义。

穴位拍打，配合内服中成药，内外兼修，更能深挖拍打奇效。

凡术之深浅，在其用功之深厚，用心之精微。

手巧即是功夫。

心灵即是悟性。

勤练加上善悟，即能百拍百效，得心应手也。